# SÍNDROME CONGESTIVA PÉLVICA
## Dor Pélvica Crônica e Distúrbios Venosos Pélvicos

Professor Mark S. Whiteley

Traduzido por
Dr. Marcelo F. Lima

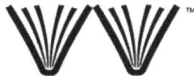

Whiteley Publishing

Publicado por Whiteley Publishing Ltd.
Primeira edição em inglês 2019
ISBN 978-1-908586-07-0

Primeira edição em português do Brasil 2021
ISBN 978-1-908586-09-4

# CONTEÚDO

# Síndrome Congestiva Pélvica - Dor Pélvica Crônica e Distúrbios Venosos Pélvicos

Professor Mark S. Whiteley

## Introdução

Em 2000, uma paciente me procurou em minha clínica. Ela tinha veias varicosas recorrentes em sua perna esquerda. A paciente era mãe de um médico de família da região e tinha tido suas veias tratadas na mesma perna por duas ocasiões por um cirurgião famoso de Londres especialista em veias varicosas.

Naquele tempo, eu havia acabado de introduzir a cirurgia endovenosa (através de um pequeno orifício onde as veias são queimadas com calor em vez de serem arrancadas como na cirurgia tradicional) no Reino Unido. Embora ainda não tivesse provado isso naquela época, eu já sabia que quando as veias eram cortadas e arrancadas, elas cresciam de volta na maioria dos pacientes – um processo chamado neovascularização ou "revascularização do trajeto arrancado". Quando isso ocorre, as novas veias não se desenvolvem com válvulas e, portanto, são automaticamente novas veias varicosas. Passaram-se outros sete anos até que eu publicasse um artigo provando isso no British Journal of Surgery.

Portanto, quando examinei aquela paciente, eu disse a ela que estava convencido de que suas veias varicosas tinham reaparecido porque ela tinha sido submetida ao método tradicional cirúrgico, por avulsão (arrancamento), e que suas veias tinham crescido de novo. Eu tinha visto aquilo muitas e muitas vezes e parecia bastante óbvio para mim.

A paciente saiu de meu consultório e se dirigiu à sala seguinte para ser examinada por minha técnica especialista em ultrassonografia vascular, Judy Holdstock, que depois me trouxe o resultado de seu exame. Embora chamada de "técnica vascular" naquela época, Judy tinha passado anos se especializando em estudos venosos comigo.

Judy me mostrou que a retirada das veias realizada na cirurgia da paciente tinha tido sucesso, sem sinais de neovascularização ou crescimento das veias previamente removidas. Contudo, as veias varicosas recorrentes na parte interna da coxa e perna esquerda não se originavam dos locais costumeiros na virilha, mas sim de veias da parte superior da coxa, próximas à vulva e vagina da paciente.

Sem ter certeza do porque essa ser a possível causa, Judy decidiu fazer um estudo ultrassonográfico pélvico da paciente. Este estudo mostrou veias pélvicas enormes, com veias varicosas saindo do assoalho pélvico e se conectando com veias varicosas na vulva e coxa superior.

Foi essa paciente que despertou meu interesse em veias varicosas pélvicas. Nossa pesquisa nesta fascinante área na Clínica Whiteley tem se desenvolvido por mais de 20 anos atualmente.

Durante esse tempo, descobrimos que essas veias varicosas pélvicas são quase sempre causadas por refluxo venoso pélvico (que explicarei depois neste livro). Esse distúrbio venoso pélvico, com veias pélvicas varicosas associadas, é uma causa importante de veias varicosas nas pernas de mulheres e também em alguns homens. Também descobrimos que elas causam varizes nos órgão genitais. Nas mulheres, na vagina e vulva (já sabíamos das veias varicosas nos testículos, em homens!) e que se associam com hemorroidas.

Além disso, descobrimos que o refluxo venoso pélvico pode ser a causa de dor pélvica crônica e outros sintomas pélvicos que são combinados sob o termo "síndrome congestiva pélvica", constatando ao longo de nossa jornada que esse tema é virtualmente ignorado por ginecologistas, em detrimento de muitas pacientes.

Desenvolvemos um padrão-ouro para detectar esse refluxo venoso pélvico e veias varicosas pélvicas, e para direcionar o tratamento. Também temos defendido o tratamento realizado sob anestesia local, como procedimento ambulatorial, estabelecendo uma unidade dedicada à essa condição na nossa clínica, em Bond Street, London.

Quando comecei a apresentar nosso trabalho de pesquisa no início dos anos 2000, não havia virtualmente interesse no refluxo venoso pélvico entre flebologistas e cirurgiões venosos. Entretanto, na última década, o interesse cresceu exponencialmente no mundo, e atualmente todo encontro ou congresso sobre veias tem pelo menos uma sessão dedicada à síndrome congestiva pélvica e refluxo venoso pélvico. Eu recentemente fiz parte do comitê internacional que produziu as diretrizes clínicas da UIP (L'Union Internationale de Phlébologie) para investigação e tratamento da síndrome congestiva pélvica, sendo essas publicadas em agosto de 2019.

Contudo, a grande maioria de pacientes que tem esse problema ainda é ignorada pelo sistema, enquanto médicos e ainda falham em reconhecer que a síndrome congestiva pélvica mesmo exista.

Este livro foi escrito para pacientes com síndrome congestiva pélvica, quaisquer que sejam as manifestações que possam ter para o público em geral interessado nessa condição médica e profissionais da saúde que querem ter mais conhecimento sobre essa fantástica área da medicina.

# Capítulo 1

# Síndrome Congestiva Pélvica – É um Problema Real?

Muitas pessoas – mesmo as formadas em Medicina – não sabem o que é a síndrome congestiva pélvica!

## É chocante saber que o estudo mostrou que:

- 1 em 3 (30%) das mulheres atendidas por ginecologistas no Reino Unido com dor pélvica crônica tem síndrome congestiva pélvica. Todavia, virtualmente nenhuma tem o diagnóstico ou tratamento correto dado. Isso se repete em muitos países ocidentais.

- 1 em 6 (16,7%) das mulheres com veias varicosas nas pernas tem na origem dessas veias, varizes pélvicas (congestão pélvica). Entretanto, virtualmente nenhuma é investigada ou tratada por cirurgiões dedicados a veias varicosas. Consequentemente, suas veias varicosas nas pernas continuam retornando quando apenas as varizes das pernas são tratadas. Este é o principal motivo pelo qual pacientes frequentemente pensam que "varizes sempre voltam".

- Veias varicosas da vulva, grandes e pequenos lábios e vagina são um sinal externo de congestão pélvica. Contudo, a maioria dos ginecologistas, médicos de família e parteiras dizem às pacientes que nada pode ser feito para essas veias da genitália. Eles costumam seguir essas informações erradas com o igualmente equivocado enunciado que "elas vão melhorar por elas mesmo" ou que o melhor tratamento é vestir calças ou meias compressivas.

- Hemorroidas são sinais externos frequentes de congestão pélvica. Todavia, hemorroidas são tratadas por cirurgiões do aparelho digestivo e colo-proctologistas, como se fizessem parte do intestino.

- Varicocele (veias varicosas em torno dos testículos nos homens) é uma versão masculina de congestão pélvica. Entretanto, a maioria dos médicos que palestra sobre síndrome congestiva pélvica ainda ensina que congestão pélvica é uma condição encontrada apenas em mulheres!

- Alguns dos últimos estudos mostram que homens com disfunção erétil em uso de sildenafil podem ser curados quando tratados das veias varicosas pélvicas: síndrome congestiva pélvica em homens.

- Pacientes com síndrome congestiva pélvica frequentemente sofrem sintomas que provocam mudanças de estilo de vida que podem incluir qualquer um dos seguintes:

> - Peso e dor pélvica
>
> - Desconforto em relações sexuais
>
> - Síndrome do intestino irritável
>
> - Bexiga irritada
>
> - Dor lombar
>
> - Dor abdominal baixa em um lado ou ambos os lados
>
> - Dor no quadril

A síndrome congestiva pélvica pode ser diagnosticada por um especialista com um ultrassom vascular de baixo custo (ultrassom com duplex scan transvaginal usando o protocolo Holdstock-Harrison (veja depois neste livro)). Se a congestão pélvica é implicada como causa, um procedimento relativamente simples, com anestesia local, pode curar a condição e eliminar os sintomas associados. Todavia, a maioria dos pacientes não tem essa investigação sequer ofertada, muito menos o tratamento.

Então, por que há essa lacuna de conhecimento e compreensão sobre congestão pélvica? A resposta a isto se dá na formação dos médicos.

## O que a maioria dos médicos sabe sobre problemas venosos

Se você conversar com médicos e perguntar sobre problemas relacionados a veias, eles quase sempre pensarão que você está falando sobre varizes ou trombose venosa profunda (TVP).

Quando provocados, eles provavelmente serão capazes de lhe dizer que veias varicosas nas pernas ocorrem porque as válvulas venosas não funcionam adequadamente. Eles provavelmente lhe dirão que isso é devido à pressão abdominal aumentada, por obesidade, gestação ou constipação, sendo todas essas teorias refutadas nos últimos 20 anos!

É altamente improvável que eles saibam que veias varicosas nas pernas possam ser originadas de veias varicosas pélvicas. O que é mais desagradável é que a maioria dos médicos e cirurgiões que trata veias varicosas não lhe dirá isso, seja porque não sabem, ou se sabem, podem não entender esse mecanismo causal, a despeito de vários estudos mostrarem ser essa uma das principais causas de recorrência de veias varicosas nas pernas.

Um ou outro que acompanhe a literatura médica pode falar sobre úlceras varicosas. Se eles estiverem atualizados, eles dirão que a maioria dos pacientes com úlceras nas pernas não é tratado adequadamente. Eles explicarão que médicos ainda tratam úlceras de perna com curativos e bandagens compressivas, a despeito das ótimas diretrizes clínicas e estudos randomizados controlados. Estes demonstraram que todo paciente com úlcera venosa na perna deve ser encaminhado para um estudo de ultrassom com duplex scan e tratamento endovenoso.

Esta abordagem se provou ser eficaz na cura das úlceras venosas mais rapidamente que a compressão e curativos diversos, além de reduzir a taxa de recorrência da úlcera.

Porém poucos médicos sabem disso, e poucos agem de acordo com essas diretrizes, preferindo encaminhar pacientes para longas e históricas filas de enxertia de pele ou para serviços de curativos e compressão.

Se você começar a falar sobre síndrome congestiva pélvica, não apenas atrairá olhares desconfortáveis com o assunto, mas também notará que mesmo especialistas como ginecologistas irão agir da mesma maneira. Embora esses especialistas lidem com mulheres com dor pélvica o tempo todo, a maioria não reconhece, diagnostica ou trata síndrome congestiva pélvica.

Na verdade, enquanto este livro está sendo escrito, síndrome congestiva pélvica não aparece como possível causa de dor pélvica na lista do site do Royal College of Obstetricians and Gynaecologists, no Reino Unido. De fato, causas venosas de dor pélvica não são sequer mencionadas como possíveis causas de dor pélvica, a despeito de estarem presentes em 30% dessas pacientes!

Então, o que acontece a estas pacientes? Ou são mal diagnosticadas como portadoras de endometriose ou outras causas de dor pélvica, ou ouvem que não há nada de errado com elas.

A maioria dos médicos ficaria chocada se você começasse a perguntar se hemorroida é um problema venoso enquanto eles encaminham seus pacientes aos cirurgiões de aparelho digestivo. Como hemorroidas aparecem em torno do ânus, parece ser adequado que cirurgiões de aparelho digestivo as tratem. Contudo, se você tivesse uma veia varicosa no seu joelho, seria razoável que um ortopedista especialista em joelho a tratasse? Claro que não!

Diagnóstico preciso e tratamento com sucesso requerem compreensão de uma condição e encaminhar pacientes ao especialista correto e não supor que qualquer condição em determinada área anatômica é de responsabilidade do especialista naquela área anatômica específica. Uma vez que conheçamos a causa de uma condição subjacente, podemos escolher o especialista adequado pra investigar e tratar essa condição. Quantidades cada vez maiores de pesquisas têm demonstrado que hemorroidas (veias varicosas emergindo no canal anal) são provenientes de veias varicosas pélvicas ou de síndrome congestiva pélvica.

Como em toda nova área de interesse, autodenominados "especialistas" sempre estarão a postos alegremente para falar sobre um novo tema, mesmo que tenham pouca experiência nele ou o compreendam. No presente momento, muitos alegados especialistas em síndrome congestiva pélvica, estão dando palestras ou escrevendo artigos afirmando que síndrome congestiva pélvica é um problema exclusivo de mulheres que engravidaram.

Isto é um completo absurdo. Não apenas temos tratado inúmeras mulheres com síndrome congestiva pélvica que nunca engravidaram como também todo médico aprende em seu treinamento que meninos também podem desenvolver veias varicosas em torno de seus testículos por má função valvular nas suas "veias testiculares". A isso se chama varicocele.

Mulheres têm ovários em vez de testículos. Todavia, tirando o fato de que o ovário se localiza na pelve e o testículo na bolsa escrotal, a anatomia é a mesma. Para cada homem com varicocele (e existem dezenas de milhares operados anualmente) existe uma mulher com varicocele em torno de seus ovários. Esta é uma das mais básicas causas de síndrome congestiva pélvica. Portanto, homens também possuem os mesmos problemas venosos das mulheres, mas por ser visível externamente em homens, não são reconhecidos como tal.

## Então como um especialista que realmente entende desse assunto diz que esse problema é limitado a mulheres que tiveram filhos?

Mesmo os mais atualizados especialistas estão apenas começando a ouvir sobre os últimos estudos demonstrando a ligação entre veias varicosas pélvicas em homens e disfunção erétil.

Olhando para todas essas condições, os distúrbios venosos estão causando um problema em cerca de 50 a80% da população adulta. A questão é que médicos não estão aptos a reconhecer esses problemas porque não foram treinados adequadamente em doenças venosas e não as compreendem..

## Por que distúrbios venosos são mal compreendidos?

Basicamente, poucos médicos se interessam por distúrbios venosos e suas condições associadas. Certamente, no Reino Unido, não há treinamento formal em distúrbios venosos nos atuais currículos das escolas médicas. Recentemente, uma jovem médica me procurou para tratar suas veias varicosas. Eu perguntei o porquê dela ter vindo de tão longe para se tratar comigo, se poderia ser consultada por um médico de sua região para realizar seu tratamento. Como estudante, deve ter conhecido vários médicos no seu hospital de treinamento e poderia ter procurado qualquer um deles.

Ela me respondeu que em seus cinco anos de escola médica, ela teve apenas uma hora de aula sobre veias varicosas! E sua aula foi dada por um arquivista, já que o médico assistente não poderia ser incomodado e aparecer para dar a aula. O arquivista se desculpou com os estudantes, pois nada sabia sobre veias varicosas e seu tratamento.

Ele se limitou a passar os slides que o médico havia dado a ele e foi passando um a um, lendo o texto. Tudo o que foi mostrado foi o conceito de anatomia básica relacionada com veias varicosas em pernas (há anos desatualizado) e o tratamento por arrancamento dessas veias. Como essa estudante tinha participado de um dos meus cursos, ela estava bem consciente de que este tipo de tratamento, realizado sob procedimento anestésico de grande porte como anestesia geral ou bloqueio raquidiano, estava tanto desatualizado como ligado a maior taxa de recorrência das veias varicosas.

A questão é que há pouco ou nenhum interesse em problemas venosos e seu tratamento no setor público. Muitas pessoas acham que veias varicosas são "um problema estético" e, portanto, ser conduzido no setor privado. Infelizmente, muitos médicos que trabalham no setor privado foram treinados no setor público e ainda trabalham nele, se dedicando à prática privada um ou dois períodos por semana ou aos finais de semana. Portanto, mesmo que o tratamento seja conduzido no setor privado, a maioria dos médicos trabalhando nesse setor tem pouco interesse e conhecimento sobre o assunto.

Há um grupo de especialistas de todo o mundo que regularmente se reúne em conferências, encontros e congressos, e compartilhamos informações e ensinamos aos presentes que só podem comparecer a um ou dois desses encontros anualmente. Publicamos nossa própria pesquisa para compartilhar nosso entendimento e revisamos os trabalhos de nossos colegas para termos a certeza de que a Flebologia (o estudo dos problemas venosos) continue a progredir e beneficiar nossos pacientes.

Deixando de lado esse desabafo, podemos agora nos concentrar no tema desse livro!

## Doença venosa ou distúrbio venoso?

Um ponto final antes de iniciarmos a compreensão da síndrome congestiva pélvica e distúrbios venosos pélvicos, é sobre a utilização dos termos "doença venosa" e "distúrbio venoso".

Os dois termos podem ser utilizados alternadamente, já que "doença" pode significar qualquer anormalidade que impacte na estrutura e/ou funcionamento do corpo normal.

Entretanto, é mais comum pensar em "doença" como algo que se adquire e um "distúrbio" como algo que resulta de uma estrutura normal que está falhando. Não é algo tão importante, e frequentemente uso o termo "doença venosa". Todavia, por uma questão de coerência, tentarei me apegar ao termo "distúrbio venoso" neste livro.

Neste livro, me concentrarei na síndrome congestiva pélvica e como ela é associada à dor pélvica crônica e distúrbios venosos.

Capítulo 2

# Veias de pernas e veias pélvicas - Conceitos

Passei grande parte da minha vida na medicina me surpreendendo como médicos inteligentes não questionam o que os foi ensinado. Como profissionais de saúde, somos ensinados por nossos mais antigos e "melhores" que, por sua vez, eram ensinados por seus mais antigos e "melhores". Embora este sistema seja excelente para transmitir experiência e conhecimento, inibe muitos médicos de fazer uma simples pergunta - "isso é correto?".

O motivo de eu sempre ter amado pesquisa médica é exatamente por ser essa a pergunta que fazemos. Quando novas tecnologias se tornam disponíveis, ou novas informações são publicadas, começamos a analisar se o que nos ensinaram e o que sempre foi aceito, é realmente verdade. Muitas vezes descobrimos que não é.

As enormes quantidades de informações que médicos precisam absorver durante seu treinamento, muitas vezes os impede de pensar em conceitos simples por si mesmos.

Um dos conceitos mais simples na síndrome congestiva pélvica e nas varizes das pernas é o sentido do fluxo sanguíneo venoso de volta para o coração, e o que acontece quando esse fluxo tem o sentido errado.

## Para analisar isso, vamos começar considerando o fluxo sanguíneo venoso

Artérias levam sangue do coração, para tecidos em todo o corpo, fornecendo oxigênio e nutrientes. As veias trazem sangue de volta dos tecidos, levando os resíduos do metabolismo tecidual para o fígado, pulmões e rins. Fazer com que o fluxo sanguíneo arterial progrida não é um problema porque o coração bombeia sangue arterial a uma pressão muito alta. O sangue flui de um lugar de alta pressão para um lugar de baixa pressão, o que é chamado de "gradiente de pressão". Portanto, o sangue arterial não tem dificuldade em chegar às extremidades – às mãos, aos pés e à cabeça.

Infelizmente, no lado venoso, quando o sangue foi entregue aos tecidos e passou pelos capilares, há muito pouca pressão nele. Portanto, há apenas uma gradiente de pressão muito pequena dos capilares ao coração. Dessa maneira, o sangue venoso consegue fluir de volta para o coração de todas as áreas do corpo quando um corpo está deitado. Também, quando estiver de pé ou sentado, o sangue venoso pode fluir de volta para o coração da cabeça, já que a gravidade trabalha positivamente com a gradiente de pressão venosa, ajudando o sangue venoso a fluir de volta "ladeira abaixo" para o coração.

Da mesma forma, o sangue venoso também pode fluir de volta para o coração das mãos e braços, quando estes estão mais ou menos no mesmo nível que o coração.

O problema do fluxo venoso ocorre em veias abaixo do coração. A gradiente de baixa pressão não é suficiente para forçar o sangue de volta às veias contra a gravidade na posição sentada ou em pé. Assim, para que o sangue venoso flua de volta para o coração dos pés, pernas e pelve, algo deve ser feito para superar a gravidade.

Este é o pano de fundo para nossa análise.

## Fluxo venoso das pernas e pelve de volta para o coração

Uma rede de veias se forma nos tecidos coletando sangue de capilares, e finalmente entrega esse sangue ao coração.

Para simplificar o argumento, podemos imaginar essa rede como uma única veia que vai do pé ao coração (Figura 1).

Esta veia segue do pé até a perna, sobe até a pelve, de lá até o abdômen e, finalmente, para o coração no tórax.

Claro, isso implica que o sangue venoso flua "morro acima" contra a gravidade e assim, quando estamos de pé, como vimos acima, isso não é possível.

A pressão no sangue venoso só é suficiente para impulsioná-lo do pé para um pouco acima dos tornozelos quando se está na posição de pé.

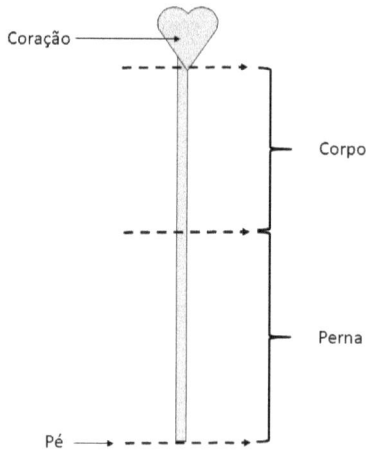

Fig 1

Coração

Corpo

Perna

Pé

Figura 1: Um modelo simples para entender o fluxo sanguíneo venoso no corpo humano. Ele mostra uma veia conceitual única, do pé ao coração, passando pela perna e subindo pelo corpo.

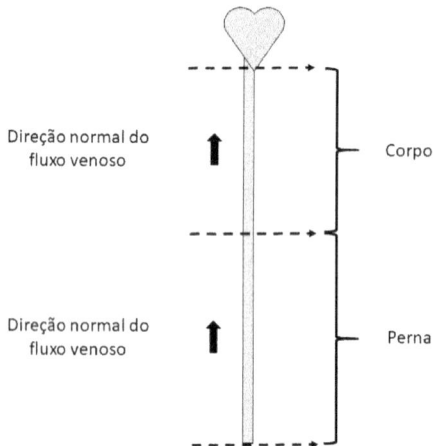

Fig 2

Direção normal do fluxo venoso

Corpo

Direção normal do fluxo venoso

Perna

Figura 2. O mesmo modelo venoso simples mostrando a direção do fluxo sanguíneo venoso quando os músculos nas pernas se contraem, bombeando o sangue para cima, contra a gravidade.

Portanto, precisamos bombear o sangue nessas veias para cima, contra a gravidade (Figura 2). Possuímos uma série muito eficiente de bombas no pé e na perna que são ativadas de forma coordenada quando nos movemos e particularmente quando caminhamos. Há uma bomba no pé, duas bombas na panturrilha e uma na coxa. Alguns pesquisadores afirmam que há mais do que essas quatro bombas básicas nas pernas, mas mesmo que haja o princípio é o mesmo.

Quando caminhamos, o sangue é bombeado de forma coordenada a partir do pé, através das pernas e para dentro da pelve. Uma vez na pelve, uma combinação de inércia, sangue sendo bombeado da outra perna e movimentos respiratórios completam o processo de bombeamento, devolvendo sangue venoso ao coração.

No entanto, se paramos de se mover, ou quando os músculos das pernas relaxam entre os passos, seria lógico pensar que o sangue retornaria pelas veias em direção ao pé pela ação da gravidade. Portanto, o segundo elemento essencial da bomba venosa são as válvulas venosas. Estas válvulas unidirecionais se abrem quando o sangue corre para cima pelas veias, mas se fecham assim que o sangue começa a retornar para baixo nelas (Figura 3).

Estas válvulas existem a cada 8-10 cm nas veias das pernas. São simples folhetos emparelhados de tecido fino que é anexado à parede da veia em fundo cego, muito semelhante aos bolsos em um casaco. Elas não se movem ativamente sozinhas, mas se abrem e fecham devido ao fluxo de sangue ao seu redor.

Quando o sangue flui para cima através da veia, as válvulas são forçadas a abrir, empurrando os folhetos da válvula contra a parede da veia (Figura 3B). Quando o sangue começa retornar para baixo nas veias coma gravidade, ele é pego pelo lábio superior do folheto, forçando os folhetos da válvula para longe da parede da veia e sendo parado nos "bolsos". Os dois folhetos de válvula se abrem, cheios de sangue como bolsos que estão repletos de doces, e eles ocluem completamente a veia (Figura 3C).

Isso impede que qualquer sangue retorne para baixo na veia. Este processo é explicado em detalhes no meu livro "Entendendo o refluxo venoso: a causa das varizes e úlceras venosas das pernas" (ISBN: 978-1908586001).

Fig 3

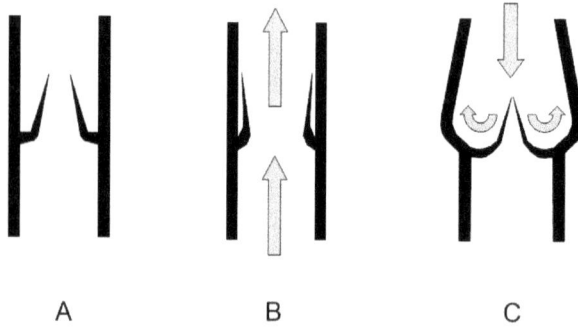

A          B          C

Adaptado de: "Understanding Venous Reflux: The Cause of Varicose Veins and Venous Leg Ulcers". ISBN: 978-1908586001

*Figura 3. Diagrama simples de uma válvula venosa e como ela funciona. Cada válvula tem duas cúspides que agem como "bolsos" na parede interna da veia. A parte aberta do bolso aponta para cima (A). Quando o fluxo venoso é bombeado da perna, o sangue empurra os folhetos valvares contra a parede venosa (B). Contudo, quando os músculos da perna relaxam, o sangue retorna para baixo, separando o folheto valvar da parede venosa, fechando eficazmente a válvula (C).*

No que diz respeito a este conceito, só precisamos considerar o sangue sendo bombeado de volta para o coração desde o pé. Ao longo desse percurso venoso, outras veias laterais ou "afluentes" se juntam a essas veias principais, trazendo sangue venoso de órgãos e tecidos circundantes. Estes podem ser músculos ou ossos nas pernas, ou órgãos na pelve e abdômen. Como a maioria dessas veias afluentes tem válvulas, o sangue só flui dos tecidos ou órgãos para as veias principais e depois volta para o coração.

No entanto, quando este sistema falha e o fluxo venoso fica desordenado, problemas ocorrem.

O problema mais comum que faz com que o sistema falhe é a disfunção das válvulas nas veias. Quando isso acontece, o sangue pode ter seu sentido na veia afetada alterado (Figura 4). Isso é chamado de refluxo venoso e a veia é considerada "incompetente".

## Falha na válvula e refluxo venoso

Quase todo mundo já ouviu falar de varizes. Veia varicosa é uma condição muito comum e, dependendo de qual pesquisa você lê afeta algo entre 20 e 40% da população adulta.

A maioria das pessoas sabe que varizes têm algo a ver com válvulas defeituosas nas veias das pernas, embora a maioria das pessoas não possa imaginar o que isso significa na vida real.

Quando as válvulas falham em uma veia da perna, diz-se que essa veia é "incompetente" (Figura 4).

Fig 4

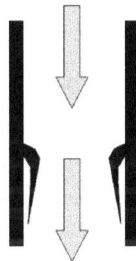

Adaptado de: "Understanding Venous Reflux: The Cause of Varicose Veins and Venous Leg Ulcers". ISBN: 978-1908586001

*Figura 4. Diagrama simples da falha valvular venosa. Quando uma válvula venosa falha, os folhetos não agem como bolsos, e o sangue refluindo na veia pode retroceder pela válvula ineficiente. Tanto a válvula quanto o segmento venoso são ditos incompetentes.*

Isso significa que o sangue que foi bombeado em uma veia incompetente durante a contração muscular, retorna para baixo na mesma veia quando os músculos relaxam.

É a falha das válvulas dentro da veia para parar esse fluxo retrógrado que permite que o sangue reflua pela veia em direção ao pé. O fato de o sangue refluir na veia é o que faz a veia ser chamada de incompetente.

Se o sangue que refluísse por uma veia incompetente fosse apenas o mesmo sangue que houvesse acabado de ser bombeado por contração muscular, alguns problemas seriam causados, mas nada de desastroso aconteceria.

No entanto, a razão pela qual o transtorno de refluxo venoso progride e pode causar tanto dano, como inflamação no tornozelo e ulceração venosa, é que uma veia incompetente também pode deixar sangue que já foi bombeado para o abdômen e pelve por veias competentes na perna, refluir para baixo (Figura 5). Portanto, o volume de sangue

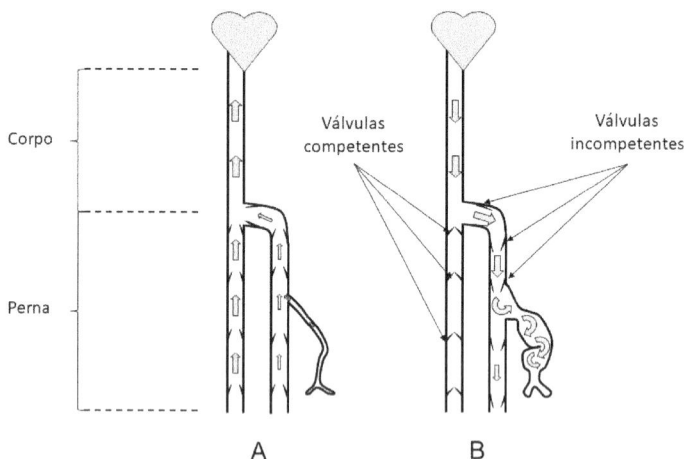

*Figura 5. Diagrama mostrando como o fluxo sanguíneo venoso vai das veias das pernas às veias da pelve e abdômen quando os músculos das pernas se contraem (A). Quando os músculos relaxam, válvulas competentes impedem que o sangue retorne para veias competentes, mas válvulas incompetentes deixam o sangue refluir para veias incompetentes (B). Como existe um reservatório volumoso de sangue nas veias pélvicas e abdominais que foi impulsionado das veias das pernas, há um volume enorme potencial de sangue que pode refluir para essas veias incompetentes.*

venoso refluindo por uma veia de perna incompetente é muito mais do que o volume de sangue que foi bombeado em primeiro lugar.

Quando os músculos da perna contraem, a pressão aumenta dentro das veias do membro inferior e o sangue venoso flui para cima, através de todas as veias das pernas e para as veias pélvicas (Figura 5A). Quando os músculos relaxam, o sangue não pode retornar para baixo pelas veias competentes porque as válvulas se fecham, mas pode refluir pela veia incompetente, porque as válvulas incompetentes permitem que o sangue desça com a gravidade (Figura 5B). Assim, embora a quantidade de sangue subindo por uma veia possa não ser muito, quando esta se torna incompetente, volumes muito maiores podem acabar refluindo para baixo.

Os efeitos do refluxo venoso incluem alongamento das paredes da veia (varizes) e inflamação, que podem causar dor e danos aos tecidos abaixo do nível do refluxo. Com o passar do tempo, se o refluxo não for interrompido, as veias podem continuar dilatando cada vez mais, permitindo que quantidades crescentes de sangue refluam, piorando os sintomas e sinais do distúrbio venoso.

É assim que o refluxo venoso causa sintomas e sinais em pacientes que têm o problema. No refluxo venoso da perna, muitas vezes vemos a consequência dessa incompetência como veias salientes na superfície (varizes), inchaço do tornozelo, eczema venoso ou manchas vermelhas e marrons ao redor do tornozelo e, se não forem tratadas a tempo, feridas chamadas úlceras venosas das pernas podem se abrir ao redor dos tornozelos.

Esse mecanismo é muito bem compreendido por especialistas em cirurgia venosa e é por isso que a maioria das úlceras venosas das pernas agora pode ser curada por cirurgia venosa superficial. Este é o tema do meu livro "Revolução do Tratamento da Úlcera das Pernas" (ISBN: 978-1908586056).

## Mas qual a relação disso com síndrome congestiva pélvica, dor pélvica crônica e distúrbios venosos pélvicos?

Para entender isso, precisamos pegar esses mesmos conceitos que aplicamos nas veias das pernas e utilizá-los no próximo conjunto de veias a caminho do coração.

## Refluxo venoso em veias pélvicas

A maioria dos médicos ficará relativamente confortável com as explicações acima quando relacionadas com as veias das pernas. Porém eles não reconhecem nem entendem o refluxo venoso pélvico. Para mostrar o quão estranho isso é, vamos usar o modelo simples derivado do que olhamos anteriormente.

## Modelo venoso de refluxo simples – veias das pernas

Se voltarmos ao entendimento básico de uma veia indo do pé ao coração (Figura 1) e o sangue sendo bombeado do pé para o coração por contração muscular (Figura 2), então só temos que imaginar uma única célula sanguínea percorrendo esta rota.

Vamos pensar em uma célula sanguínea começando sua rota no pé. Em um sistema competente como o da Figura 2, ela será bombeada ao longo do caminho para o coração sem qualquer problema. No entanto, se o paciente tem alguma veia incompetente na perna, então a célula sanguínea pode retornar do sistema profundo para o sistema venoso superficial através de uma veia incompetente e voltar para o tornozelo.

A maioria dos médicos será capaz de dizer se o sangue venoso que reflui pelas veias incompetentes se origina da virilha ou atrás do joelho, sendo chamado de refluxo de veia safena interna ou refluxo de veia safena externa, respectivamente (Figura 6). Estas são as duas causas mais conhecidas de varizes e distúrbios venosos nas pernas.

A maioria dos cirurgiões vasculares (que são "arteriais") ou outros generalistas que tratam varizes tende a pensar que essas duas veias safenas são as únicas veias importantes envolvidas no desenvolvimento de varizes e distúrbios venosos de refluxo do membro inferior. Daí a maioria desses médicos que não são especialistas em distúrbios venosos, realizam seus próprios exames de ultrassom com duplex scan, e só avaliam e tratam essas duas veias safenas.

No entanto, aqueles que como nós, se especializaram em cirurgia venosa, sabem que existem cerca de 150 veias perfurantes na perna, que levam o sangue das veias superficiais, através do músculo para as veias profundas. Elas são chamadas de "veias perfurantes" porque perfuram a fáscia (camada de tecido conjuntivo forte) que circunda o músculo.

Se as válvulas falham em qualquer uma dessas veias perfurantes, essas veias podem se tornar incompetentes. Como são curtas e praticamente horizontais, não há gradiente de pressão para fazer o refluxo sanguíneo venoso devido à gravidade. Como consequência, muitos médicos não especialistas ignoram essas veias.

No entanto, nossa pesquisa ao longo dos anos mostrou que veias perfurantes incompetentes são uma causa significativa de varizes, eczema venoso e úlceras venosas nas pernas. É fácil entender por que isso acontece, usando esse mesmo modelo simples.

Quando os músculos das pernas se contraem durante a caminhada, a pressão nas veias profundas aumenta acentuadamente, a fim de bombear sangue das pernas para o coração contra a gravidade. As veias superficiais sob a pele estão fora do músculo, e por isso não há mudança de pressão nessas veias durante essa contração.

Portanto, há uma gradiente de pressão elevada e súbita das veias profundas para as veias superficiais. Normalmente, os dois sistemas são separados pelas válvulas competentes das veias perfurantes. No entanto, se as válvulas falharem, o sangue venoso pode sair sob alta pressão do sistema profundo para o superficial, através das veias perfurantes incompetentes. Embora o volume de sangue através de uma veia perfurante incompetente possa ser pequeno, a velocidade do jato de sangue é alta. Como a energia está mais relacionada com a velocidade do que com a quantidade de sangue (da física da época de escola: energia cinética = 1/2 massa x velocidade2), a energia deste refluxo da veia perfurante atingindo veias e tecidos na perna pode provocar dilatação venosa (varizes) e inflamação de pele e outros tecidos.

Então, voltando ao nosso exercício de imaginação onde nossa célula sanguínea pode sair de nossas veias profundas e refluir para as veias superficiais, e depois voltar para o pé, podemos adicionar veias perfurantes incompetentes às veias safenas na perna.

# Modelo de refluxo venoso simples – veias pélvicas

Como as varizes são bem reconhecidas, e a perna é feita de osso cercado por músculos, com gordura subcutânea e pele ao seu redor, os médicos ficam bastante confortáveis em tratar veias na perna. Eles não acham que tratar essas veias é "perigoso" ou que existam estruturas vitais que podem ser danificadas durante o tratamento. Como tal, embora tenhamos que ensinar cirurgiões não especialistas que querem tratar varizes adequadamente sobre veias perfurantes incompetentes, não há grandes dificuldades para eles aprenderem essas novas informações.

Tudo isso muda quando chegamos a veias pélvicas.

Do simples ponto de vista conceitual, mesmo que você não tenha feito faculdade de medicina e treinamento médico, é tudo bastante óbvio. Voltando ao nosso modelo simples (Figura 6), enquanto nossa célula sanguínea passa do pé para a virilha, ela pode refluir das veias

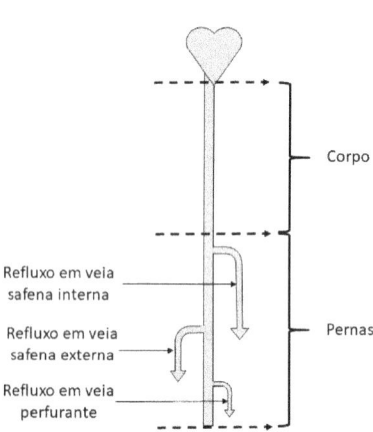

Fig 6

*Figura 6. Modelo simples de refluxo venoso superficial nas pernas. O sangue pode refluir do sistema venoso profundo para veias superficiais incompetentes como as veias safenas interna e externa e veias perfurantes. Essas fontes de refluxo superficial são bem conhecidas pela maioria dos cirurgiões que trata veias varicosas (embora muitos ignorem veias perfurantes incompetentes).*

profundas através de qualquer uma das veias incompetentes das pernas que já discutimos. Para a maioria dos médicos que tratam varizes, esse é o fim da história.

No entanto, mesmo uma simples compreensão do corpo mostra que eles estão ignorando todas as veias acima da virilha. À medida que a célula sanguínea flui da virilha para o coração, ela tem que passar pelas veias na pele e abdômen. Assim como na perna, há veias que se juntam ao sistema profundo que, se incompetente, pode permitir que nossa célula sanguínea reflua para fora do sistema profundo e retorne para baixo por causa da gravidade (Figura 7).

Na pele inferior, há as veias ilíacas internas esquerda e direita, e, no abdômen, há as veias gonadais esquerda e direita. Vamos atentar para a anatomia dessas veias um pouco mais tarde. A veia gonadal leva sangue da gônada de volta para o coração, sendo chamada na mulher de veia ovariana, e no homem de veia testicular.

Como você pode ver da Figura 7, não há diferença real entre refluxo

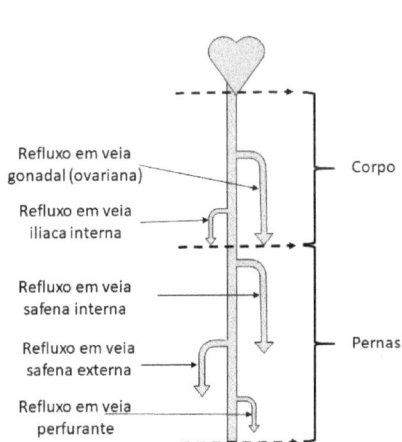

Fig 7

Refluxo em veia gonadal (ovariana)
Refluxo em veia ilíaca interna
Corpo
Refluxo em veia safena interna
Refluxo em veia safena externa
Pernas
Refluxo em veia perfurante

*Figura 7. Utilizando o mesmo modelo simples, pode ser visto que não há diferença conceitual entre refluxo venoso das pernas nas veias safenas e perfurantes incompetentes e refluxo venoso pélvico em veias gonadais e ilíacas internas incompetentes. A despeito disso, a última condição é desconhecida pela maioria dos médicos que trata veias varicosas.*

venoso na perna ou no abdômen e pelve. É tudo apenas sangue refluindo das veias profundas para veias periféricas incompetentes. Todas essas veias normalmente deveriam estar passando sangue para a veia profunda, mas a falha das válvulas permite o refluxo.

Onde médicos têm um problema é que o refluxo venoso dentro da cavidade corporal se torna "assustador".

Há algo bastante reconfortante em considerar o tratamento para veias que estão na perna. As veias estão relativamente perto da superfície e se algo der errado, é bastante fácil comprimir as veias ou retirá-las cirurgicamente.

Por outro lado, veias dentro do abdômen e pelve estão atrás do intestino e orgãos do abdômen e pelve. Elas se alojam "profundamente" dentro do corpo e não surpreendentemente isso deixa médicos mais preocupados com qualquer tratamento para elas. Além disso, a menos que sejam visíveis como uma variz externa, como uma varicocele ao redor do testículo, varizes da vulva ou uma hemorroida, elas sequer são visíveis na pessoa normal. Médicos acham muito difícil entender e diagnosticar coisas que não podem ver. É por essa razão que a síndrome congestiva pélvica tem sido ignorada por tanto tempo, e esses elementos que são conhecidos são considerados problemas de outros sistemas e não problemas do sistema venoso. Consequentemente, hemorroidas são tratadas por colo-proctologistas ou cirurgiões do aparelho digestivo, varicoceles por urologistas e veias varicosas de vulva e vagina são solenemente ignoradas por ginecologistas.

Agora que vimos o conceito básico de por que o refluxo venoso nas veias pélvicas é muito semelhante ao refluxo venoso nas veias das pernas, podemos olhar para a anatomia das veias pélvicas com mais detalhes. Uma vez que entendemos a anatomia das veias pélvicas envolvidas na síndrome congestiva pélvica, então será mais fácil falar sobre os sintomas e sinais que elas podem causar, como a condição pode ser investigada e como ela pode ser tratada.

Capítulo 3

# Veias pélvicas - nomes e posições

O termo dado ao estudo dos nomes e posições das estruturas no corpo é chamado de "anatomia". No entanto, muitas pessoas ficam desencorajadas ao ler um capítulo, se você o chama de "anatomia". É considerado "seco" e menos interessante do que a própria síndrome congestiva pélvica.

Infelizmente, é impossível discutir a síndrome congestiva pélvica, explicar os problemas que ela pode causar e como podemos tratá-la, se não tivermos um organograma que mostre a posição das diferentes veias que podem estar envolvidas.

Portanto, este capítulo irá descrever a distribuição simples das veias pélvicas no homem e na mulher.

Se você não quiser ler isso em detalhes no momento, isso não é um problema. Apenas vá para o próximo capítulo. No entanto, volte a este capítulo a qualquer momento ao longo do restante do livro, apenas para se lembrar de quais veias estamos falando.

## Veias pélvicas em geral

A distribuição das veias pélvicas é muito semelhante em homens e mulheres. De fato, a única diferença entre os dois são as veias dos ovários ou testículos. Como os ovários e testículos são "gônadas", essas veias são genericamente chamadas de "veias gonadais".

A Figura 8 mostra a distribuição geral das veias na pelve, mas não mostra a extremidade inferior das veias gonadais. É apenas a extremidade inferior das veias gonadais que varia entre homens e mulheres. De modo geral, esta é a anatomia básica em humanos, sem mostrar a diferença entre os sexos. Discutiremos essas diferenças abaixo.

Embora você ache mais fácil descrever as veias de cima para baixo, faremos o inverso. A razão para isso é que o fluxo sanguíneo venoso

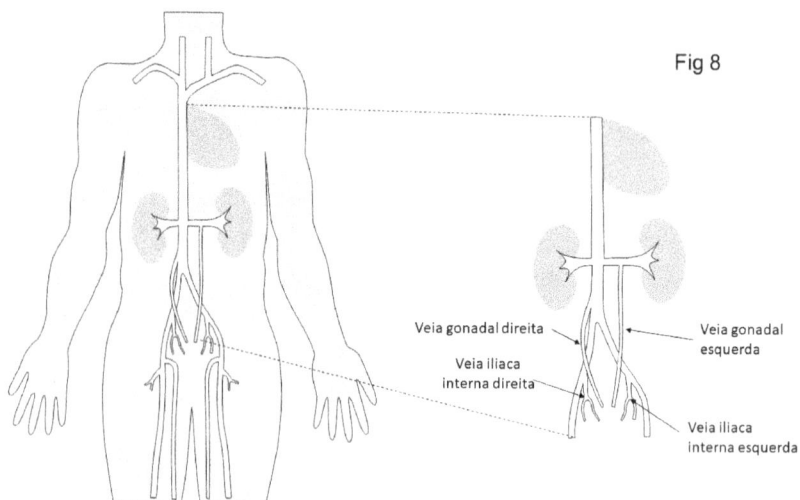

Fig 8

Veia gonadal direita
Veia gonadal esquerda
Veia iliaca interna direita
Veia iliaca interna esquerda

*Figura 8: Diagrama mostrando o padrão geral das veias pélvicas relevantes para a síndrome congestiva pélvica no humano. Nenhum detalhe é mostrado na parte inferior da veia gonadal, pois o aspecto geral é o mesmo em ambos os sexos.*

normal nas pessoas vivas está subindo nas veias em direção ao coração.

Não abordaremos as diferentes veias das pernas, pois não estamos procurando problemas nas veias que afetam o membro inferior. Meus outros livros sobre varizes e úlceras nas pernas entram em detalhes sobre as veias das pernas. Neste livro, começaremos na virilha.

Em cada lado, o sangue venoso é bombeado para fora do membro inferior através de uma única veia chamada veia femoral comum (Figura 9). Quando essa veia da perna entra na pelve, ela muda seu nome para a veia ilíaca externa.

A veia ilíaca externa se une a uma veia emergindo do fundo da pelve, chamada veia ilíaca interna. A veia ilíaca interna é a veia final que coleta o sangue venoso da parede pélvica, do ânus e do reto inferior, da bexiga, da vagina na mulher e da próstata no homem.

Quando as veias ilíacas internas e externas se juntam de cada lado, elas se tornam a veia ilíaca comum. Existe uma veia ilíaca comum de cada lado, as veias ilíacas comuns direita e esquerda.

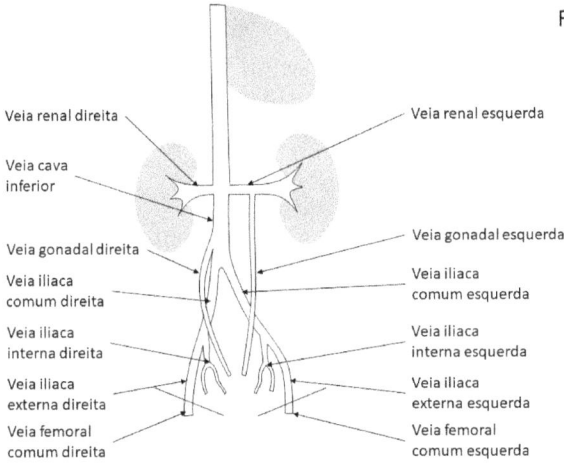

Fig 9

Veia renal direita
Veia cava inferior
Veia gonadal direita
Veia iliaca comum direita
Veia iliaca interna direita
Veia iliaca externa direita
Veia femoral comum direita

Veia renal esquerda
Veia gonadal esquerda
Veia iliaca comum esquerda
Veia iliaca interna esquerda
Veia iliaca externa esquerda
Veia femoral comum esquerda

*Figura 9: Nomes das veias pélvicas.*

Essas duas veias se encontram e, quando se juntam, formam a veia cava inferior. Do lado de fora, isso acontece em torno do nível do umbigo.

A veia cava inferior percorre a parte de trás do abdômen na frente da coluna. Encontra-se ao lado da aorta, que é a principal artéria do corpo.

Se esquecermos das veias gonadais por enquanto, as próximas veias principais que são importantes de entender são as veias dos rins. Estas são chamadas de veias renais. Há uma delas à esquerda e outra à direita. A da esquerda é mais longa que a da direita porque a aorta fica entre a veia cava inferior e o rim esquerdo. Portanto, a veia renal esquerda passa pela frente da aorta e entra na veia cava. Este é um ponto muito importante e vale a pena lembrar para mais tarde.

Uma vez que as veias renais se juntam à veia cava inferior, a veia cava inferior sai do abdômen, ascendendo ao peito e ao coração. Este é o fim de seu trajeto.

## As veias gonadais

As veias gonadais são bem diferentes do aspecto geral das veias no corpo. Geralmente, as veias entram no sistema venoso profundo relativamente próximo ao tecido ou órgão que estão drenando. No entanto, no caso das veias gonadais, as gônadas ficam baixas na pelve ou no escroto, e as veias se direcionam para a parte posterior da parede abdominal e depois para o sistema profundo.

A inserção dessas veias no sistema profundo é assimétrica. À direita, a veia gonadal entra na veia cava inferior. À esquerda, a aorta está no caminho e, portanto, a veia gonadal esquerda não pode ir diretamente para a veia cava inferior. Em vez disso, corre ao lado da aorta e drena diretamente para a veia renal esquerda. Como observado acima, essa veia é mais longa que a veia renal direita, pois corre sobre a frente da aorta. Portanto, a veia gonadal esquerda drena para a veia renal antes que essa passe sobre a aorta.

Se pensarmos sobre o efeito disso no fluxo sanguíneo venoso, podemos ver que o sangue venoso da veia renal esquerda e da veia gonadal esquerda se fundem, antes que a veia renal esquerda passe pela aorta. Esse detalhe é muito importante nas considerações sobre a síndrome congestiva pélvica e o que acontece se esse segmento da veia for comprimido.

Embora as veias gonadais direita e esquerda não sejam simétricas em seu curso, essa assimetria tem o mesmo padrão no homem e na mulher. Ambos têm a veia gonadal esquerda entrando na veia renal esquerda e ambos têm a veia gonadal direita drenando para a veia cava inferior.

Vale a pena notar, nesta fase inicial, que a veia gonadal esquerda é maior que a veia gonadal direita. Veremos mais adiante neste livro que a veia gonadal esquerda está mais frequentemente envolvida no distúrbio do refluxo venoso. Alguns especulam que isso se deve ao fato da veia gonadal esquerda ser significativamente mais longa que a direita.

À medida que a veia renal esquerda passa sobre e pela frente da aorta, pode ser comprimida entre a aorta e um ramo que sai diretamente da aorta chamado artéria mesentérica superior. Esta é uma condição rara chamada "síndrome do quebra-nozes". Essa é uma das raras condições obstrutivas que podem estar associadas à síndrome congestiva pélvica. Discutiremos essas condições obstrutivas mais adiante neste livro.

Por enquanto, é importante ver onde essas veias entram no sistema venoso principal ou profundo.

Você pode se perguntar por que essas veias gonadais são tão longas e sinuosas em comparação com outras veias do corpo. É bem aceito que a razão disso se deve à maneira como o ser humano se desenvolve no útero.

No embrião, a gônada é formada muito perto do rim. À medida que o embrião cresce em um feto e depois em um bebê, a gônada desce pela parte posterior do abdômen e entra na pelve. Ao fazer isso, leva a artéria gonadal e a veia com ela. Isso é essencial para manter o sangue circulando pela gônada. No entanto, isso significa que tanto a artéria gonadal quanto a veia são muito longas. Na mulher, a gônada permanece na pelve, enquanto no homem, deve sair do abdômen e entrar no saco escrotal. Caso contrário, isso é chamado de "testículo não descido" ou criptorquidia.

Agora que passamos pela distribuição geral das veias pélvicas, podemos seguir em frente para detalhar as pequenas diferenças na anatomia entre mulheres e homens.

## Veias pélvicas na mulher

Como você pode ver na Figura 10, o padrão básico das veias pélvicas está presente na mulher. A única diferença é que as veias ovarianas começam nos ovários que estão dentro da pelve e correm relativamente retas na parte de trás do abdômen. À direita, a veia ovariana entra na veia cava inferior. À esquerda, a veia ovariana entra na veia renal esquerda.

Muitos médicos que aprendem essa anatomia imaginam que essa veia é como um "beco sem saída". Como ele entrou na pelve durante a formação do feto, você poderia pensar que ela seria isolada e não se comunicaria com nenhuma das veias pélvicas locais.

No entanto, por razões que não são muito bem compreendidas, estudos mostram que existem muitas conexões entre a veia ovariana e outras veias na pelve. De fato, existe uma rede muito rica de veias de conexão entre as veias ovarianas nas suas porções inferiores e muitas outras veias na pelve. Essa rede de veias envolve os órgãos pélvicos, como o reto, o útero, a vagina e a bexiga, bem como as paredes pélvicas.

A importância disso ficará clara mais adiante neste livro, quando discutirmos os sintomas e sinais da síndrome congestiva pélvica e como eles podem ser causados por varizes pélvicas.

## Veias pélvicas no homem

Comparando a Figura 11 com o padrão feminino anterior de veias pélvicas (Figura 10), podem ser observadas as diferenças entre os dois sexos. Enquanto os ovários descansam na pelve ao lado do útero, no homem, os testículos continuam descendo diretamente da pelve. Há uma passagem que atravessa o músculo na parte inferior da parede abdominal chamada "canal inguinal". Desde que o testículo desça normalmente, como um feto e no recém-nascido, o testículo passa pela pelve, pela parede abdominal do canal inguinal e para em um saco chamado escroto.

Como no ovário, a artéria e veia gonadal seguem a gônada. No homem, eles são chamados artéria e veia testicular.

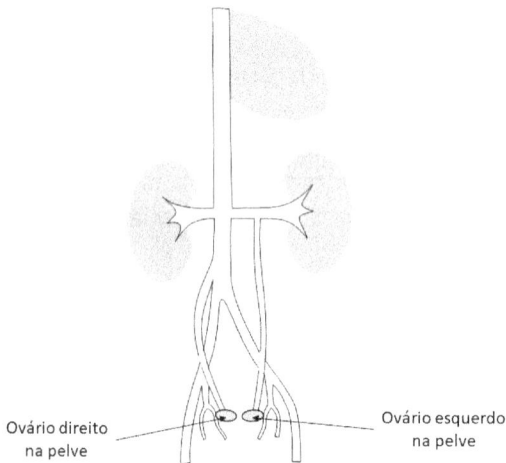

Fig 10

Ovário direito na pelve

Ovário esquerdo na pelve

*Figura 10: Posição dos ovários em relação às veias ovarianas (gonadais) na mulher.*

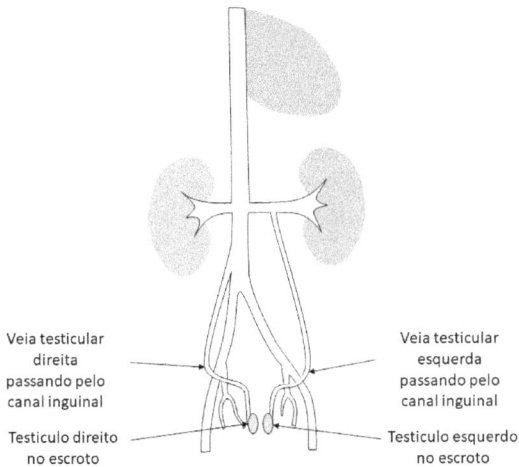

Fig 11

Veia testicular direita passando pelo canal inguinal

Veia testicular esquerda passando pelo canal inguinal

Testiculo direito no escroto

Testiculo esquerdo no escroto

*Figura 11: Posição dos testículos em relação às veias testiculares (gonadais) no homem.*

Mais uma vez, você poderia pensar que a veia testicular seria uma veia longa sem anexos na pelve. No entanto, pesquisas publicadas pela Clínica Whiteley provaram que esse não é o caso. Provamos que, se as veias testiculares perdem suas válvulas e se tornam varicosas, isso pode originar varizes na pelve masculina e até varizes nas pernas. Isso revolucionou nossa compreensão das varizes das pernas, bem como nossa compreensão da síndrome congestiva pélvica.

## Veia jugular direita e veia femoral comum direita

A descrição das veias pélvicas acima é suficiente para entender muito das discussões e explicações nos capítulos posteriores sobre a síndrome congestiva pélvica e como ela causa os sinais e sintomas associados a ela. No entanto, também vale destacar a anatomia da veia jugular interna direita (marcada como "veia jugular direita") e da veia femoral comum direita (Figura 12).

Esses são os dois pontos mais comuns em que o sistema venoso profundo pode ser acessado para tratar a síndrome de congestão pélvica e as varizes pélvicas. Portanto, vale a pena ter um conhecimento prático desses dois pontos nesta fase. Mais uma vez, você pode voltar a este capítulo posteriormente para atualizar sua memória, se necessário.

Agora que temos um entendimento básico da anatomia das veias pélvicas, podemos começar a pensar sobre sua função em pessoas normais, o que pode dar errado e quais as consequências disso. Este é o assunto do próximo capítulo.

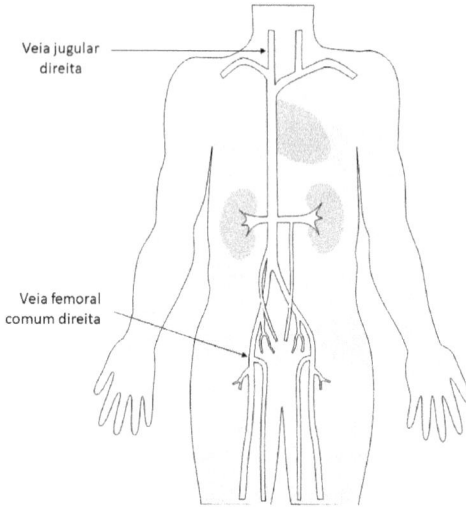

Fig 12

*Figura 12: Figura mostrando as posições da veia jugular direita e veia femoral comum direita. Precisamos saber onde se localizam essas duas veias quando falarmos sobre tratamento mais tarde.*

Capítulo 4

# Função da veia pélvica e o que dá errado - refluxo, obstrução e estase

Agora que vimos o padrão de distribuição geral das veias pélvicas no Capítulo 3, podemos começar a pensar em como o sangue venoso flui normalmente e o que pode dar errado. Existem várias veias importantes no abdômen e, portanto, só vamos considerar aquelas relevantes para a compreensão da congestão pélvica. Nós iremos ignorar as veias ao redor do intestino, que retornam pelo fígado através de um sistema venoso especial chamado "sistema venoso portal".

Vamos nos concentrar nas veias que já examinamos no último capítulo.

Contudo, vamos dividir as veias em diferentes grupos para ajudar a entender as diferentes forças que provocam o retorno do sangue venoso ao coração.

## Veias renais (veias dos rins)

Existem dois rins, direito e esquerdo. Os rins filtram o sangue, removendo o excesso de água, bem como um grande número de resíduos metabólicos, incluindo ureia e alguns outros catabólitos, e até mesmo algumas drogas. O produto resultante desses resíduos é a urina.

Como os rins devem filtrar o sangue de forma eficiente, eles têm um fluxo sanguíneo muito alto. Na verdade, os experimentos de fisiologia mostram que aproximadamente 25% (um quarto) de todo o débito cardíaco (volume de sangue bombeado pelo coração) vai para os rins.

Esta enorme quantidade de sangue arterial flui para os rins através das artérias renais. Este sangue arterial de alta pressão flui através do tecido dos rins, onde a água e os metabolitos são filtrados e eliminados. À medida que o sangue emerge, recém-filtrado, dos rins, é coletado em pequenas veias que se agrupam, formando a veia renal de cada lado.

Não surpreendentemente, as veias renais também têm um enorme volume de fluxo. Embora a pressão no sistema venoso seja baixa, praticamente a mesma quantidade de sangue que chega aos rins pelas artérias está saindo dos rins pelas veias. A única diferença é o pequeno volume que foi filtrado para compor a urina. Portanto, o fluxo sanguíneo venoso nas veias renais é de alto volume e constante, progredindo para a veia cava inferior e depois de volta ao coração (Figura 13).

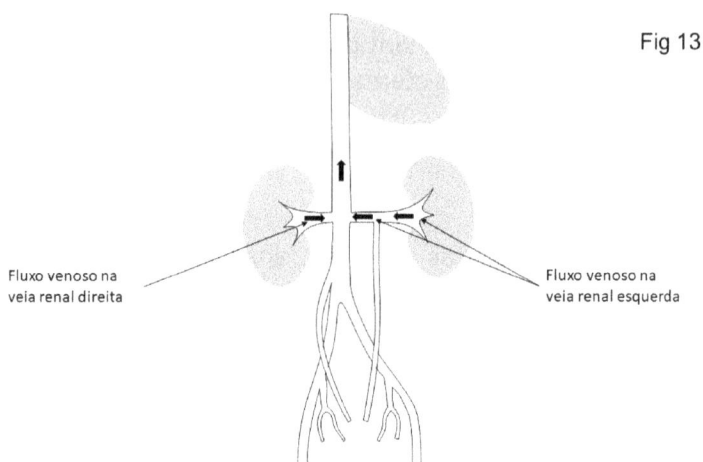

Fig 13

Fluxo venoso na
veia renal direita

Fluxo venoso na
veia renal esquerda

Figura 13: O fluxo sanguíneo venoso dos rins nas veias renais é de baixa pressão, mas de alto volume.

## Fluxo venoso das veias da perna para as veias pélvicas e até o coração

Agora começamos a nos mover para uma área ligeiramente mais complexa, e devemos entender a dinâmica do fluxo sanguíneo durante a caminhada, e também quando se está deitado.

Em primeiro lugar, vamos avaliar esse fluxo quando nos pomos a caminhar. Como discutimos no Capítulo 2, o sangue venoso é bombeado das veias nas pernas pela ação de contração muscular e, em seguida, para as veias pélvicas. O sangue nas veias pélvicas então flui para cima para o coração. Claro, esse fluxo ainda é contra a gravidade e, portanto, deve haver uma razão pela qual o sangue flua para cima.

Na verdade, não há apenas uma razão. Existem várias forças em ação ao mesmo tempo. Imagine o que acontece nas veias da perna quando uma pessoa está caminhando. Os músculos se contraem na perna, comprimindo as veias profundas. Isso gera uma pressão considerável no sangue venoso dentro dessas veias, fazendo com que o sangue seja impulsionado para cima nas veias profundas na perna. Essas veias se conectam através da veia femoral comum com as veias pélvicas pela veia ilíaca externa (Figura 14).

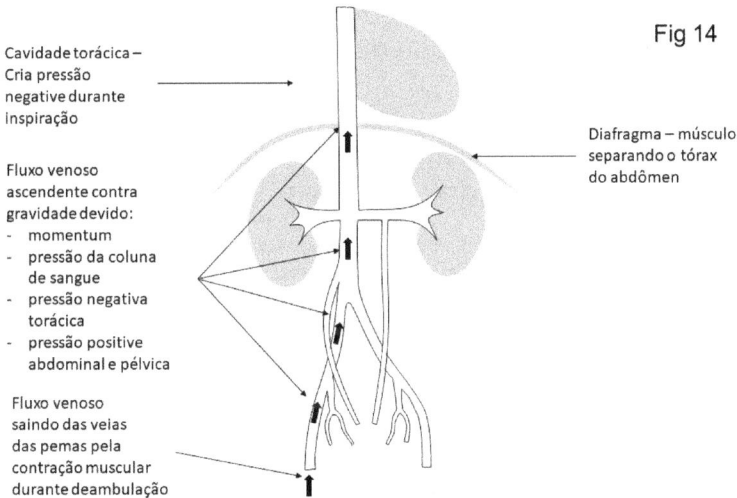

Cavidade torácica –
Cria pressão
negative durante
inspiração

Diafragma – músculo
separando o tórax
do abdômen

Fluxo venoso
ascendente contra
gravidade devido:
- momentum
- pressão da coluna
  de sangue
- pressão negativa
  torácica
- pressão positive
  abdominal e pélvica

Fluxo venoso
saindo das veias
das pemas pela
contração muscular
durante deambulação

Fig 14

Figura 14: Diagrama mostrando as forças que atuam no sangue venoso que entra nas veias pélvicas, permitindo que ele "suba a colina" contra a gravidade e assim volte para o coração.

Como o sangue venoso deixa a veia femoral comum na perna e entra na veia ilíaca externa na pelve, ele está sob ação do momentum, que nada mais é do que a ação física da coluna de sangue atrás dele que também está deixando a perna sob ação da pressão da contração muscular. Isto é o mesmo que ocorre com a água fluindo de uma fonte,

43

por exemplo.

Este fluxo ascendente contra a gravidade é auxiliado pela ação da respiração. Quando respiramos, há pressão negativa no tórax. O sangue na pele está em pressão atmosférica normal (somado à pressão restante da contração muscular na perna) e a pressão negativa ajuda a criar uma gradiente de pressão para o sangue venoso fluir para cima contra a gravidade. Isto é complementado por qualquer aumento na pressão intra-abdominal durante a respiração ou outras atividades, que provoquem maior contração muscular nos membros.

Quando os músculos da perna relaxam e o jato de sangue da perna para, há um jato de sangue vindo da outra perna, da contração muscular nesse lado (Figura 15). Esta alternância ocorre em cada passo que damos enquanto caminhamos. Esse mecanismo atua como dois pistões que funcionam alternadamente para garantir um fluxo constante na veia cava inferior e de volta ao coração.

Finalmente, quando nos deitamos a ação da gravidade é interrompida, e o sangue flui facilmente através dessas veias. A razão para isso é que não há gravidade para superar, e assim o sangue

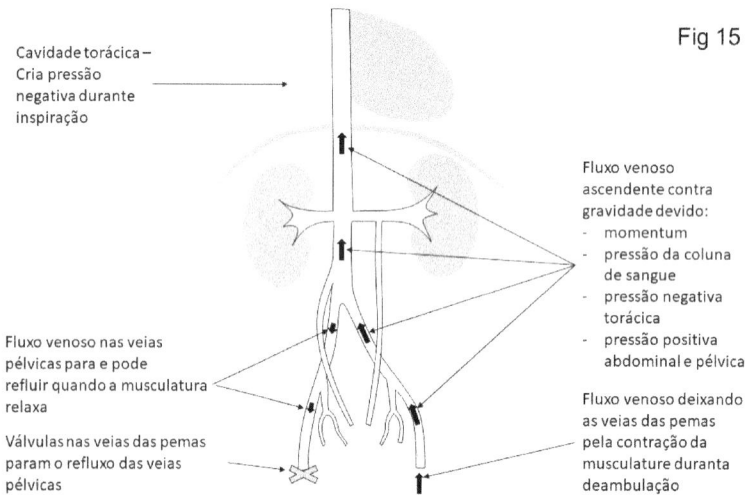

Fig 15

Cavidade torácica – Cria pressão negativa durante inspiração

Fluxo venoso ascendente contra gravidade devido:
- momentum
- pressão da coluna de sangue
- pressão negativa torácica
- pressão positiva abdominal e pélvica

Fluxo venoso nas veias pélvicas para e pode refluir quando a musculatura relaxa

Válvulas nas veias das pemas param o refluxo das veias pélvicas

Fluxo venoso deixando as veias das pemas pela contração da musculature duranta deambulação

Figura 15: Diagrama mostrando que, quando a perna relaxa e o sangue começa a refluir nas veias pélvicas, a contração dos músculos da outra perna substitui o fluxo ascendente na veia cava inferior

44

emergente de todos os tecidos nas pernas, pelve e abdômen está sob maior pressão do que a pressão no tórax. Assim sendo, o sangue venoso flui dos tecidos e de volta ao coração com facilidade.

## Fluxo venoso nas veias gonadais

Na pessoa normal, o sangue venoso flui ascendentemente nas veias gonadais (Figura 16). Essas veias são relativamente pequenas em comparação com as veias renais ou a veia cava inferior, portanto o fluxo sanguíneo para as gônadas não é particularmente elevado e, consequentemente, não existe um enorme volume de sangue venoso para ser removido a cada minuto.

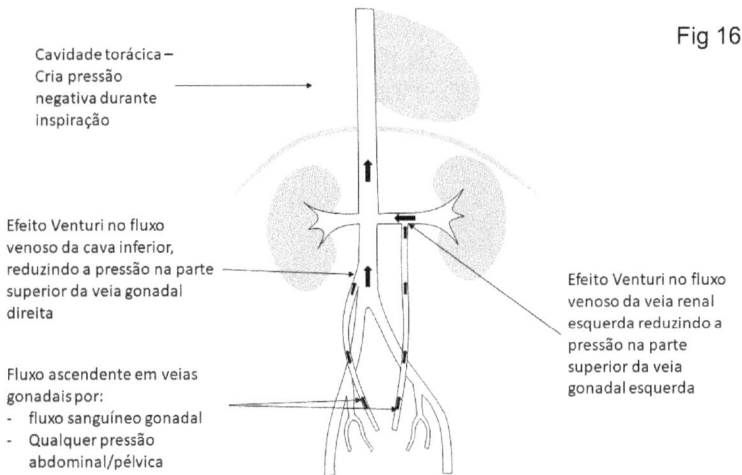

Fig 16

Cavidade torácica –
Cria pressão negativa durante inspiração

Efeito Venturi no fluxo venoso da cava inferior, reduzindo a pressão na parte superior da veia gonadal direita

Fluxo ascendente em veias gonadais por:
- fluxo sanguíneo gonadal
- Qualquer pressão abdominal/pélvica

Efeito Venturi no fluxo venoso da veia renal esquerda reduzindo a pressão na parte superior da veia gonadal esquerda

*Figura 16: Diagrama mostrando as forças no sangue venoso nas veias gonadais, forçando-o a fluir subindo contra a gravidade e retornando ao coração.*

O sangue venoso emergente do tecido gonadal tem uma pressão residual, e este é o primeiro elemento de pressão empurrando sangue até a veia gonadal. Qualquer pressão intra-abdominal ou intra-pélvica de respiração, ou outros movimentos, como a contração muscular, também elevará essa pressão. A pressão negativa no tórax durante a respiração aumenta a gradiente de pressão da gônada ao coração, ajudando ainda mais o fluxo ascendente nas veias gonadais.

Finalmente, embora cada uma das veias gonadais tenham uma inserção diferente no sistema venoso principal, ambas têm uma junção com uma veia de alto fluxo, com volume de fluxo constante para o coração (Figura 16).

À direita, a veia gonadal desemboca na veia cava inferior. Conforme explicado acima, devido ao esquema "de pistão" das pernas ao caminhar, o fluxo ascendente na veia cava inferior é bastante constante. O alto fluxo na veia cava inferior cria uma área de baixa pressão na junção da veia gonadal direita, pelo efeito Venturi. O efeito Venturi é uma redução da pressão para fora quando um líquido está fluindo rápido. Devido à natureza de fluxo rápido na veia cava inferior, isso cria uma gradiente de pressão aumentado entre a veia gonadal direita e a veia cava inferior, ajudando o sangue venoso gonadal a fluir contra a gravidade.

À esquerda, a veia gonadal desemboca na veia renal esquerda. Conforme descrito acima, a veia renal esquerda tem um fluxo muito alto devido ao enorme suprimento de sangue para o rim. Como tal, todas as mesmas forças descritas anteriormente estão agindo na veia gonadal esquerda, incluindo o efeito Venturi em sua junção com a veia renal esquerda.

## Fluxo venoso nas veias ilíacas internas

As veias ilíacas internas são bastante curtas. Elas são formadas pela confluência de muitas tributárias drenando de diversas áreas da pelve inferior. Algumas dessas veias vêm dos músculos na parede pélvica. Algumas do reto inferior e do ânus. Outras, da vagina e da bexiga. Algumas também se comunicam com veias de fora da pelve, incluindo veias da perna, veias perineais e veias da genitália externa. No homem, eles também recebem a drenagem da próstata e do pênis.

As forças que causam fluxo ascendente nessas veias são muitas e variadas. Elas incluem a pressão residual no sangue venoso, enquanto emerge dos órgãos e tecidos que são drenados pelos afluentes que se juntam para formar a veia ilíaca interna. As veias que se comunicam com as pernas transmitem os pulsos de fluxo venoso de alta pressão quando os músculos das pernas se contraem durante a caminhada. O mesmo ocorre em tributárias drenando nádega e os músculos pélvicos, pois esses músculos também bombeiam sangue venoso sob alta pressão quando se contraem durante o movimento.

Qualquer pressão aumentada na pelve pela respiração ou movimento, juntamente com pressão negativa no tórax durante a inspiração, também ajuda na gradiente de pressão nestas veias e a impulsionar o fluxo sanguíneo para cima em direção ao tórax.

Pode também haver um efeito Venturi quando as veias ilíacas internas se juntam às veias ilíacas externas para formar a veia ilíaca comum de cada lado. O fluxo rápido do sangue venoso na veia ilíaca externa que passa sobre a extremidade aberta da veia ilíaca interna pode causar uma redução da pressão, aumentando a gradiente de pressão para que o sangue flua para cima.

Então, agora entendemos o padrão geral de fluxo de sangue nas veias pélvicas em pessoas normais. Então, o que pode dar errado?

## Válvulas nas veias pélvicas

Como pode ser visto das explicações acima, o fluxo de sangue venoso nas veias nas pernas segue princípios muito mais simples do que o fluxo de sangue venoso nas veias pélvicas. Dito isto, embora os princípios sejam simples, as taxas de recorrência alta que a maioria dos pacientes experimenta por tratar suas varizes com não especialistas mostram que mesmo as mais simples pernas não são bem compreendidas por muitos médicos!

Nas pernas, todas as veias importantes têm válvulas. As válvulas venosas são muito simples. Nós já falamos brevemente sobre isso anteriormente. As válvulas são organizadas em pares de folhetos que são parecidos com bolsos em um casaco. Como vimos, quando o sangue é bombeado para cima, pelo movimento, as válvulas abrem passivamente (Figura 3). Por outro lado, quando o sangue começa a refluir de volta na veia, o fluxo movimenta a borda dos folhetos da válvula, fazendo com que ele feche (figura 3). Este é um processo passivo com os folhetos de válvula se abrindo e fechando puramente pela ação e direção do fluxo de sangue.

Por muitas razões, muitas vezes associadas a fatores familiares, essas válvulas venosas podem falhar (Figura 4). Quando isso acontece, o sangue começa a refluir na veia, quer devido à ação da gravidade (refluxo passivo ou "diastólico" ou durante a contração muscular da perna (refluxo sistólico "ativo").

Embora as veias da perna possam exibir ambos os tipos de refluxo, quando as veias pélvicas são incompetentes, predomina o refluxo passivo devido à gravidade. Portanto, neste livro sobre congestionamento pélvico, podemos esquecer o refluxo venoso ativo "sistólico".

Em pernas, quando as veias se tornam incompetentes e o fluxo venoso reflui , vários sintomas e sinais podem se desenvolver. Inicialmente, pode não haver nenhum alerta. No entanto, com o tempo, com a deterioração da condição, o refluxo venoso começa a dilatar as veias perto da superfície (varizes) ou impacta os tecidos na extremidade distal da perna, causando inflamação. Esta inflamação pode causar pernas cansadas, dor, eczema venoso, manchas vermelhas ou marrons ao redor dos tornozelos e até mesmo úlceras nas pernas. Se não houver veias salientes visíveis na superfície, podemos chamar isso de "varizes escondidas", um termo que eu introduzi em 2011 em um livro anterior.

## Então, como isso se relaciona com as veias pélvicas?

Você poderia pensar que o padrão básico seria o mesmo e que todas as veias na pelve teriam válvulas nelas. Infelizmente, este não é o caso.

As veias ilíacas externas, veias ilíacas comuns e veia cava inferior geralmente não têm válvulas. Pode ser que o enorme fluxo de sangue bombeado pelas pernas e aumentado pela pressão negativa da respiração torne as válvulas desnecessárias. Seja qual for o motivo, é incomum ter uma válvula em qualquer uma dessas veias. Apesar disso, essas veias não apresentam refluxo como as veias da perna.

A principal razão para essa ausência de refluxo é que, em condições normais, as válvulas nas veias da perna em sua porção mais superior impedem qualquer refluxo dessas veias pélvicas para as veias da perna. Claro, quando essas válvulas falham, o sangue das principais veias pélvicas reflui para as pernas, o que pode resultar no surgimento dos sintomas e sinais listados acima. Se houver interesse em mais detalhes desse assunto, você os encontrará no livro "Compreendendo o refluxo venoso: a causa de veias varicosas e úlceras venosas na perna".

# Então, agora vamos analisar as outras veias da pelve e abdômen

As veias renais, de forma semelhante não têm válvulas. Isso ocorre porque eles são essencialmente um "fundo de saco". Os rins recebem um volume enorme de sangue das artérias renais. O sangue arterial passa pelo tecido renal e sai dos rins pelas veias renais. Existe um fluxo unidirecional muito constante ao longo das veias renais e na veia cava inferior. Por isso, não há necessidade de uma válvula nessas veias. Só nos restam então as veias gonadais e as veias ilíacas internas para avaliar. Estes são os dois conjuntos de veias que são importantes na síndrome congestiva pélvica.

## Válvulas nas veias gonadais

Como vimos no Capítulo 3, as veias gonadais são veias longas que percorrem a parte de trás da parede abdominal. A veia gonadal esquerda é mais longa do que a veia gonadal direita. Como essas veias são longas e têm taxas de fluxo muito mais baixas do que as principais veias pélvicas e abdominais, que analisamos acima, elas têm válvulas. Uma veia gonadal normal tem uma série de válvulas geralmente espaçadas cerca de 5-10 cm de distância.

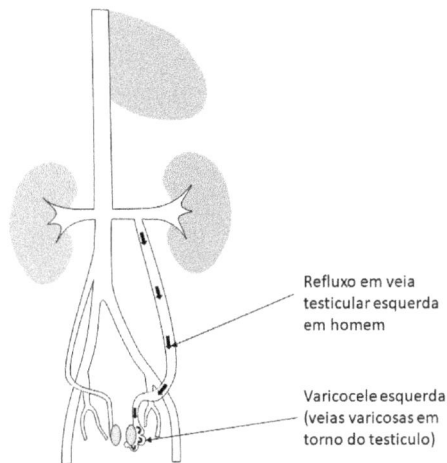

Fig 17

Refluxo em veia testicular esquerda em homem

Varicocele esquerda (veias varicosas em torno do testículo)

*Figura 17: Diagrama mostrando como o refluxo em uma veia testicular incompetente causa uma varicocele testicular*

Assim como nas válvulas venosas nas veias da perna, essas válvulas abrem e fecham dependendo da ação do fluxo sanguíneo sobre elas. Isso assegura que o sangue apenas ascenda e não reflua na veia.

Se as válvulas falharem, a veia gonadal pode tornar-se incompetente e o sangue pode refluir pela veia gonadal.

No homem, este refluxo na veia testicular desenvolve veias varicosas em torno do testículo, chamadas de varicocele (Figura 17).

Na mulher, este refluxo na veia ovariana causa uma "varicocele" semelhante ao redor do ovário (Figura 18). No entanto, ao contrário do homem onde o testículo está distante do resto dos órgãos e veias pélvicas, o ovário está no meio da pelve e a veia ovariana tem muitas outras veias que se conectam á ela. Portanto, este "varicocele" ovariana pode causar varizes em estruturas anexas. Dependendo de quais veias se dilatem, pode haver acometimento do intestino, vagina, bexiga, parede pélvica, assoalho pélvico ou mesmo para a vulva, canal anal e pernas.

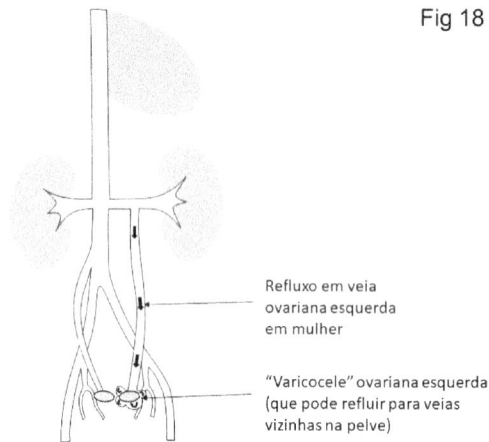

Fig 18

Refluxo em veia ovariana esquerda em mulher

"Varicocele" ovariana esquerda (que pode refluir para veias vizinhas na pelve)

*Figura 18: Diagrama mostrando como o refluxo em uma veia ovariana incompetente causa uma varicocele ovariana. Ao contrário do masculino, a varicocele ovariana está conectada a muitas veias da pelve e, portanto, esse refluxo pode se espalhar amplamente para outras veias da pelve.*

Você já poderá observar quais estruturas podem ser afetadas pela síndrome congestiva pélvica, mesmo quando é secundária à "varicocele" do ovário - a forma mais simples desta condição. Além disso, ao entender que o refluxo venoso é o problema subjacente, você poderá começar a entender como os sintomas e sinais da síndrome congestiva pélvica ocorrem.

Além disso, você também começará a entender que, enquanto a varicocele é óbvia no homem porque está fora da pelve e visível, a "varicocele feminina" em torno do ovário é profunda dentro da pelve e, portanto, não pode ser vista a olho nu. Este é um grande motivo para essa condição ter sido ignorada por tanto tempo por médicos.

## Mas voltemos à causa. Então, por que essas válvulas nas veias gonadais falham?

Assim como nas varizes da perna, não sabemos. No entanto, certamente existe um componente familiar muito grande, pois esses distúrbios da veia são mais frequentes em pessoas com familiares afetados. Muitos médicos acham que essas válvulas falham por causa de uma obstrução ou compressão mais alta da veia. Discutiremos isso em detalhes mais tarde. Embora isso possa acontecer, nossa pesquisa na Clínica Whiteley mostrou que, na realidade, a obstrução e a compressão raramente são a causa do refluxo. Não só mostramos que alguns dos testes que são comumente usados pelos médicos podem dar resultados errados, mas também recentemente mostramos que as válvulas começam a falhar da parte inferior da veia ovariana e não da parte superior. Isso reflete a pesquisa que publicamos em 2001 mostrando o mesmo padrão nas veias da perna, durante o desenvolvimento de varizes. Embora as veias de perna sempre tenham sido consideradas um problema com a pressão aumentada na pelve (geralmente aumentada na gravidez, constipação, levantamento de pesos ou tumores pélvicos), tal obstrução de fluxo venoso das pernas resultaria na válvula superior nas veias pernas falhando primeiro. A pressão passaria à próxima válvula para baixo, que então falharia e assim por diante. Esta progressão de varizes é chamada de refluxo descendente, à medida que as válvulas falham como dominós, uma após a outra. Na realidade, isso quase nunca acontece. Na verdade, o refluxo venoso progride exatamente na maneira oposta.

Comprovamos que a primeira válvula a falhar é a mais distal na perna. Isso tem algum efeito, por um fluxo alterado ou por dilatação da veia, que afeta a próxima válvula mais elevada. Quando essa falhar, o mesmo processo é então transferido para a próxima válvula mais elevada e o refluxo progride em um padrão ascendente. Embora isso seja muito menos lógico, estudos cuidadosos com ultrassonografia duplex mostraram que é isso que ocorre. Isso é detalhado no meu livro "Compreendendo o refluxo venoso: a causa de veias varicosas e úlceras venosas nas pernas".

Apresentamos pesquisas da Clínica Whiteley em reuniões internacionais que mostram que o mesmo padrão ascendente é encontrado em veias ovarianas. Na verdade, um padrão descendente raramente é encontrado. Isso mostra que na maioria dos pacientes com refluxo de veia gonadal, a compressão venosa proximal (a chamada "síndrome do Quebra-Nozes" - veja abaixo) raramente é a causa.

Isso é muito preocupante, pois há um grupo de médicos envolvido em tratamentos de síndrome congestiva pélvica que acredita que as síndromes de compressão são muito mais comuns do que encontramos e que recomendam stents para abrir as veias "comprimidas" nesses pacientes.

Isso provavelmente é inadequado em muitos, se não a maioria, dos pacientes, causando despesas desnecessárias, bem como potenciais complicações em longo prazo. Voltaremos a discutir isso mais especificamente neste livro.

Para aqueles que não sabem qual é mais provável, um padrão ascendente devido à propensão familiar à falha da válvula, ou um padrão descendente de falha da válvula devido à obstrução e compressão da veia na sua porção proximal, há um argumento simples que ratifica nossa visão.

A versão masculina da veia gonadal incompetente é uma varicocele em torno de um ou ambos os testículos. Isso pode doer, muitas vezes preocupa os homens que as têm, mas mais importante, o aumento da temperatura provocado pelo sangue na varicocele pode reduzir a fertilidade, aquecendo anormalmente o testículo. Portanto, uma varicocele precisa de tratamento.

O tratamento habitual para a varicocele é cirúrgico, para ligar a veia testicular e parar o refluxo. Isso tem sido feito por urologistas há décadas e raramente causa problemas.

Mais recentemente, radiologistas intervencionistas começaram a tratar essa condição, bloqueando o interior da veia usando molas de embolização (discutiremos isso mais tarde no livro).

Se o refluxo na veia testicular nesses homens fosse devido a uma obstrução na porção superior da veia devido a síndromes de compressão, esses homens piorariam dos seus sintomas com esta operação em vez de melhorar. Pela experiência acumulada durante anos, sabemos que este não é o caso e, portanto, sabemos que tais síndromes de compressão são realmente muito raras.

Como essa condição é similar à varicocele do ovário feminino e a síndrome congestiva pélvica associada, é altamente provável que aconteça o mesmo em mulheres com varicoceles ovarianas secundárias ao refluxo da veia ovariana.

Voltaremos a isso mais tarde.

## Válvulas nas veias ilíacas internas

A presença ou ausência de válvulas nas veias ilíacas internas e tributárias que as formam é bastante controversa. Alguns especialistas dizem que não há válvulas nestas veias, outros que elas têm válvulas.

Como veremos mais tarde, o teste padrão ouro para essas veias é o duplex scan transvaginal, usando o protocolo Holdstock-Harrison. Este exame é um ultrassom específico que mostra o sangue fluindo nas veias, possibilitado avaliar em qual direção o sangue está fluindo. Usando este teste, o refluxo venoso pode ser visto se presente, e assim veias ilíacas internas competentes podem ser distinguidas facilmente das incompetentes. As veias ilíacas incompetentes mostram grandes volumes de refluxo venoso no duplex scan transvaginal, desde que o protocolo Holdstock-Harrison seja usado.

Realmente não importa se houver válvulas ou não nestas veias, desde que a veia ilíaca interna seja competente. Seja qual for o mecanismo, se a veia se tornar incompetente e exibe refluxo grosseiro, sintomas e sinais geralmente ocorre a jusante. Os sintomas e os sinais geralmente cessam quando a veia é tratada e o refluxo parou, mostrando uma boa correlação entre a incompetência venosa e quadro clínico.

Portanto, tudo o que importa é se a veia é competente ou não. Se essa competência é devido a válvulas venosas funcionais, ou há um mecanismo unidirecional para o fluxo venoso que ainda não foi descrito, não é relevante. Na realidade, válvulas funcionais que se tornam incompetentes são a explicação mais provável para as veias ilíacas internas se tornarem incompetentes.

## Refluxo venoso como uma causa da síndrome congestiva pélvica

Então, o que vimos deste capítulo até agora é que o refluxo venoso pélvico é um problema de uma ou mais das quatro veias, veias gonadais direita ou esquerda e veias ilíacas direita ou esquerda.

Claro, devemos lembrar que as veias estão drenando sangue de órgãos e tecidos, e quando falamos sobre essas veias principais, temos que lembrar que elas são formadas por várias veias menores que se juntam para constituir essas veias principais. Estas veias ou tributárias menores surgem de órgãos e tecidos na área, drenando todo o sistema e desaguando em cada uma dessas veias principais.

Então, quando qualquer uma dessas veias principais se tornar incompetente  e o sangue venoso refluir por elas, ele pode passar em vários canais diferentes, dependendo do conjunto de válvulas que apresentam-se incompetentes. Por exemplo, se as válvulas nas veias que drenam da vulva para a veia ilíaca interna falharem, o refluxo venoso resultará em varizes da vulva. Por outro lado, se as válvulas falharem nas veias que drenam do ânus na veia ilíaca interna, o refluxo venoso resultará em hemorroidas.

Além disso, é importante lembrar que, assim como varizes nas pernas podem ter muitos padrões diferentes, o refluxo venoso pélvico também pode ter muitos padrões diferentes.

A pesquisa publicada pela Clínica Whiteley mostrou que o padrão de refluxo mais comum é refluxo na veia ovariana esquerda e em ambas as veias ilíacas internas nas mulheres (Figura 19). Este é provavelmente o mesmo padrão em homens, mas como muitos homens têm varicoceles tratadas precocemente, e pela impossibilidade óbvia de realizar um duplex scan transvaginal neles, é difícil ter certeza absoluta.

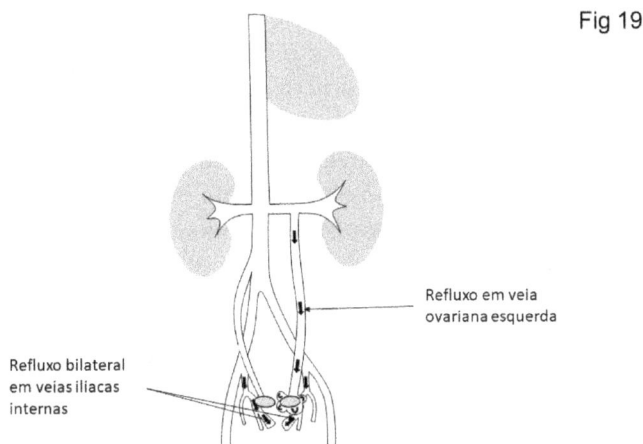

Fig 19

Refluxo em veia ovariana esquerda

Refluxo bilateral em veias ilíacas internas

*Figura 19: Diagrama mostrando o padrão mais comum de refluxo venoso pélvico - refluxo na veia ovariana esquerda e veias ilíacas internas bilaterais.*

Um trabalho recente de uma excelente clínica na Turquia mostrou que os pacientes do sexo masculino que têm varicoceles são mais propensos a ter hemorroidas e vice-versa. Portanto, há uma relação clara entre as duas condições.

É muito claro que o refluxo venoso nessas veias pélvicas é a principal causa da síndrome congestiva pélvica na maioria dos pacientes. No entanto, além do refluxo venoso, existem dois outros elementos da doença venosa que devemos discutir nesta fase. Estas são obstruções e estases venosas. Para aqueles leitores interessados em distúrbios venosos, e mais especificamente como refluxo venoso, obstrução e estase podem causar os sintomas e sinais do paciente, estes distúrbios também são discutidos em detalhes no meu livro "Revolução no tratamento da úlcera da perna".

## Obstrução venosa e compressão como causa da síndrome congestiva pélvica

Muitos médicos estão apegados à ideia de que a síndrome congestiva pélvica é causada por obstrução venosa em um grande número de pacientes. Chamamos de "obstrução venosa" o estreitamento ou bloqueio de uma veia proximal, o que aumenta a resistência ao fluxo sanguíneo venoso. Isso torna mais difícil para o sangue venoso fluir através da veia afetada. Esses médicos pensam que a maior resistência faz com que o sangue venoso encontre outra maneira de voltar ao coração. Se essas rotas alternativas significam que o sangue tem que fluir pelo caminho errado para baixo em uma ou mais veias para chegar onde precisa ir, então ele só poderá fazê-lo rompendo as válvulas e fazendo a veia de rota alternativa incompetente.

Muitos médicos acham tais explicações bastante atraentes, pois eles gostam de ter uma razão lógica para explicar como as válvulas falham. E a pressão venosa extra nas válvulas parece ser essa razão lógica.

Claro, já vimos que este não é o caso nas varizes na perna (ver acima), já que a maioria das destas é causada pela falha primária das válvulas distais e não proximais. Da mesma forma, um recente trabalho premiado da Clínica Whiteley mostrou que a maioria dos pacientes com síndrome congestiva pélvica tem falha valvular primária sem qualquer outra causa obstrutiva ou compressiva.

Embora a obstrução por compressão seja uma causa muito incomum para os sintomas e sinais de síndrome congestiva pélvica, ela pode existir em alguns casos raros. Portanto, vou explicar cada um deles aqui para ajudar a discussão mais tarde no livro.

## Síndrome de Quebra-Nozes (SQN)

Como vimos no Capítulo 3, a veia cava inferior é separada do rim esquerdo pela aorta (Figura 20). Portanto, a veia renal esquerda tem que viajar do rim esquerdo sobre a aorta antes de drenar na veia cava inferior. A veia gonadal esquerda drena na veia renal, no rim ao lado da aorta. À medida que a veia renal passa sobre a aorta, um grande ramo da aorta chamada artéria mesentérica superior (um grande vaso

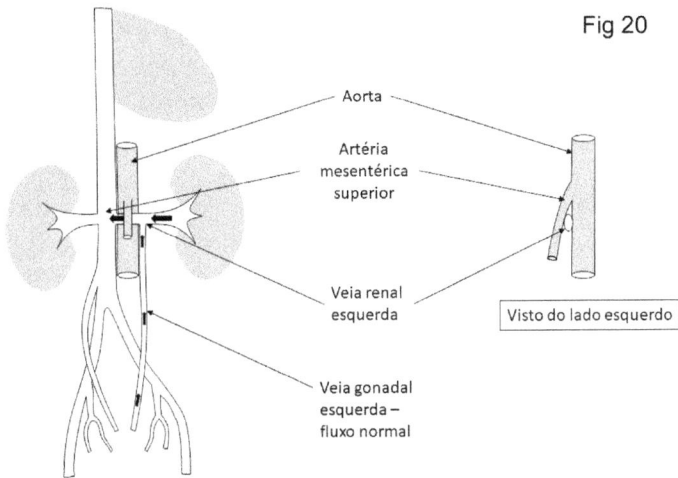

Fig 20

Aorta

Artéria
mesentérica
superior

Veia renal
esquerda

Visto do lado esquerdo

Veia gonadal
esquerda –
fluxo normal

Figura 20: Diagrama mostrando a veia renal esquerda passando pela aorta e sob a artéria mesentérica superior antes de ingressar na veia cava inferior.

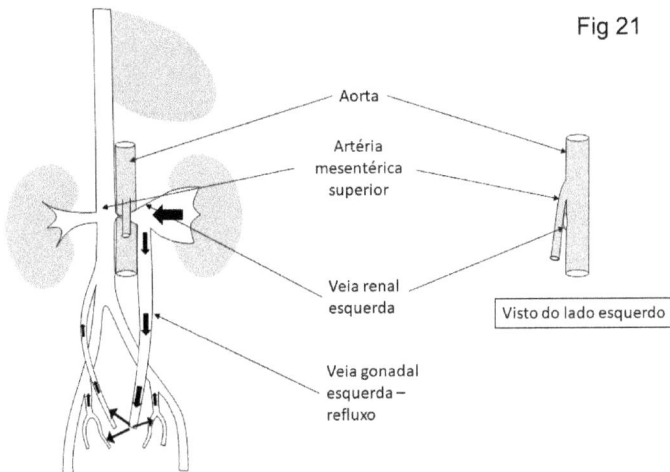

Fig 21

Aorta

Artéria
mesentérica
superior

Veia renal
esquerda

Visto do lado esquerdo

Veia gonadal
esquerda –
refluxo

Figura 21: Diagrama mostrando a síndrome do quebra-nozes. A compressão da veia renal esquerda entre a aorta e a artéria mesentérica superior cria resistência ao fluxo e aumenta a pressão na veia renal esquerda. Ele escapa rompendo válvulas na veia gonadal esquerda e refluindo na pelve, para encontrar outras rotas de volta ao coração.

fornecedor de sangue para o intestino) passa na frente da veia renal (Figura 20). No ponto em que a veia renal esquerda passa sobre a aorta, mas sob a artéria mesentérica superior, um estreitamento neste ângulo pode atingir a veia renal e comprimi-la. (Figura 21). Isso é comparado a um "Quebra-Nozes".

Quando isso acontece, a pressão na veia renal esquerda aumentará devido ao fluxo sanguíneo ser obstruído enquanto passa sobre a aorta. A única rota para o sangue será refluir pela veia gonadal esquerda.

Nesse cenário, muitas vezes pensa-se que a pressão aumentada através da válvula proximal da veia gonadal esquerda a tornará incompetente, seguindo-se então o mesmo com as outras válvulas abaixo dela. Isso permitiria que o sangue venoso escape da veia renal esquerda e volte para as outras veias na pelve. Esta incompetência progrediria como um padrão descendente de refluxo (válvula superior que falha em primeiro lugar).

Quando isso acontece, o volume de sangue da veia renal esquerda aumenta a pressão na veia gonadal esquerda. Na mulher, esse fluxo reverso na veia ovariana esquerda dilata as veias na pelve causando a síndrome congestiva pélvica, enquanto o fluxo sanguíneo tenta encontrar uma rota pela veia ovariana direita ou a veia ilíaca interna.

No homem, o sangue refluindo na veia testicular esquerda causará uma varicocele e, de forma semelhante, dilatará a rede de veias no canal inguinal esquerdo e pelve, para que o sangue possa encontrar uma saída desta rede de alto fluxo.

Conforme observado anteriormente, os rins têm um fornecimento de sangue muito alto. Portanto, se a veia renal esquerda for obstruída pela compressão da artéria mesentérica superior em uma verdadeira síndrome do Quebra-Nozes, a pressão retrógrada na veia renal esquerda aumentará a pressão nos capilares renais esquerdos, causando dor no flanco esquerdo e costas.

Além disso, a alta pressão do sangue nos capilares no próprio rim provoca a passagem do sangue para a urina. A quantidade é geralmente microscópica e, portanto, um exame de urina é necessário em vez de apenas procurar sangue a olho nu.

Na prática diária, nosso estudo na Clínica Whiteley mostrou que a síndrome do Quebra-Nozes é muitas vezes mal diagnosticada entre os médicos ainda que usem imagens de ressonância magnética (RM), ressonância magnética venosa (RMV), tomografia computadorizada (TC) ou flebografias. Quando usamos o duplex scan venoso transvaginal (protocolo Holdstock-Harrison) com avaliação abdominal estendida (protocolo de Holdstock-White) mostramos que o diagnóstico usando esses outros testes é geralmente incorreto.

Como discutiremos mais tarde, nosso estudo premiado mostrou que a aparência da síndrome do Quebra-Nozes desses outros testes geralmente é causada pelo refluxo do sangue para uma veia gonadal esquerda incompetente. Este desvio de sangue para uma veia incompetente faz com que a veia renal esquerda se colabe e pareça estar estreitada. Se o paciente for posto com a cabeça mais baixa para contrapor o refluxo na veia gonadal, a veia renal "comprimida" abre novamente, e a aparência da síndrome do Quebra-Nozes desaparece.

Nós chamamos isto "pseudo quebra-nozes" em vez de Quebra-Nozes. O pseudo quebra-nozes também explica a discrepância entre a grande proporção de mulheres diagnosticadas com síndrome de Quebra-Nozes em algumas unidades, em comparação com os poucos pacientes que têm problemas quando o refluxo de veia gonadal esquerda é tratado com sucesso tanto em mulheres, para síndrome congestiva pélvica, e em homens, com varicocele testicular esquerda. Em uma verdadeira síndrome do quebra-nozes, bloquear a veia gonadal esquerda para parar o refluxo impediria a drenagem de fuga de sangue do rim esquerdo, e assim o paciente teria dores insuportáveis assim que o procedimento fosse realizado.

Portanto, o diagnóstico de síndrome do Quebra-Nozes só deve ser feito em circunstâncias especiais. O paciente deve ter dor importante no flanco esquerdo e costas, e a veia renal aparece comprimida mesmo quando o paciente está invertido para baixo durante o exame. À medida que a maioria das máquinas de RM e TC não permite inclinar o paciente, você já pode imaginar que usar esses testes para diagnosticar a síndrome congestiva pélvica é sub-ótimo.

## Síndrome de May-Thurner (SMT):

A segunda obstrução ou compressão venosa importante nas veias pélvicas é chamada de síndrome de May-Thurner (Figura 22). Como na síndrome do Quebra-Nozes, a síndrome de May-Thurner é decorrente das veias se localizarem ao lado direito da aorta, e ambos os vasos sanguíneos se posicionarem sobre a coluna vertebral.

Quando a aorta se divide em duas artérias chamadas artérias ilíacas comuns, a artéria ilíaca comum direita deve passar sobre a veia ilíaca comum esquerda para chegar à perna direita (Figura 22).

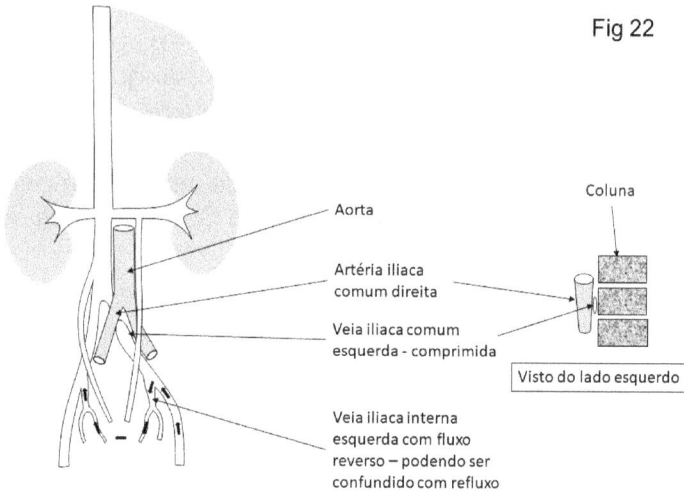

Fig 22

Coluna

Aorta

Artéria ilíaca
comum direita

Veia ilíaca comum
esquerda - comprimida

Visto do lado esquerdo

Veia ilíaca interna
esquerda com fluxo
reverso – podendo ser
confundido com refluxo

*Figura 22: Diagrama mostrando a síndrome de May-Thurner. A artéria ilíaca comum direita passa sobre a veia ilíaca comum esquerda. Se comprimir a veia contra a coluna o suficiente para causar resistência ao fluxo venoso, o sangue venoso terá que escapar pela veia ilíaca interna esquerda. No entanto, a causa mais comum de refluxo na veia ilíaca interna esquerda é o refluxo primário, sem qualquer compressão.*

Embora na maioria das pessoas este não seja um problema, em algumas pessoas, a artéria achata a veia contra o osso da coluna vertebral. Essa compressão pode causar uma resistência ao fluxo ascendente na veia ilíaca. Na síndrome de May-Thurner, se o estreitamento é suficiente para aumentar a pressão nas veias, o sangue venoso deve refluir pela veia ilíaca interna esquerda, correr pelas veias na pelve e, em seguida, drenar pela veia ilíaca interna direita. Isso causa uma dilatação de veias na pelve, dando a aparência da síndrome congestiva pélvica.

Mais uma vez, a pesquisa mostrou que a maioria das pessoas com refluxo na veia ilíaca interna esquerda tem refluxo valvular primário e não refluxo por aumento da resistência por uma real compressão venosa.

No entanto, uma verdadeira síndrome de May-Thurner pode ocorrer e, em tais casos, o resultado mais grave não é síndrome congestiva pélvica, mas um coágulo de sangue formado neste ponto. Um coágulo de sangue na veia é chamado de trombose venosa profunda (TVP). Quando uma TVP se forma na veia ilíaca comum esquerda, é muito séria. A veia ilíaca comum é uma veia grande e importante e, portanto, o coágulo seria também muito grande. Além disso, impediria a drenagem de sangue da perna esquerda e causaria edema e dor dessa perna.

Felizmente, assim como com a síndrome do Quebra-Nozes, a síndrome de May-Thurner é bastante rara e muitas vezes é diagnosticada por certas técnicas de imagem, como a RM e a TC. Vamos analisar isso mais tarde neste livro quando discutirmos como a síndrome congestiva pélvica é investigada.

## Lesão venosa ilíaca não trombótica (LVINT)

Embora a síndrome de May-Thurner tenha se tornado a síndrome de compressão mais conhecida para as veias ilíacas, pesquisas de especialistas como o Dr. Raju nos Estados Unidos mostraram que as veias ilíacas podem ser comprimidas por outras estruturas e também em ambos os lados da pelve. Além disso, pode haver válvulas rudimentares (isto é, válvulas que nunca se formaram corretamente) que podem atuar como fator de estreitamento nas veias ilíacas.

Essas coisas que podem causar estreitamento das veias ilíacas, mas não são os resultados de uma TVP anterior, são chamados de "lesões venosas ilíacas não trombóticas" (LVINT).

Felizmente, essas coisas parecem ser raras como causas da síndrome congestiva pélvica. No entanto, elas podem existir e causar problemas, e então as consideraremos mais tarde no capítulo sobre investigação por imagem.

## Estase venosa

Dos três possíveis mecanismos que podem estar envolvidos em alguns casos de síndrome congestiva pélvica, deixei a estase venosa por último. Apenas para lembrá-lo, os dois primeiros eram obstrução venosa e refluxo.

Provavelmente não é adequado deixar a estase venosa como último dos três fatores, do ponto de vista da importância. Como discutiremos mais tarde, a estase venosa provavelmente é muito mais importante na compreensão dos mecanismos de dor e inflamação na doença venosa. Sem dúvida, a estase venosa nas pernas é uma das principais causas de danos na pele e ulceração venosa, como discutido no meu livro "Revolução de tratamento da úlcera da perna". Estudos sugerem que ela pode ser uma grande, se não a principal causa, de dor e sensação de peso na síndrome congestiva pélvica e a dor pélvica crônica associada a distúrbios venosos pélvicos.

## Então, o que é estase venosa e como pode causar inflamação?

Simplesmente, a estase venosa significa sangue muito lento nas veias. Este movimento pode não ser ascendente e progressivo, podendo alternar para frente e para trás. No entanto, o sangue em estase não pode ser completamente estacionário, pois o sangue irá coagular se não se mover. Portanto, o sangue em estase está se movendo apenas o suficiente para que não se coagule. No entanto, está "aprisionado" nas veias e não está sendo bombeado de volta ao coração.

Conforme discutido anteriormente, o sangue venoso transporta os resíduos metabólicos de tecidos e órgãos de volta ao fígado, coração e rins. O sangue arterial está cheio de oxigênio e nutrientes. Estes são usados pelos órgãos e tecidos. Portanto, sangue venoso está cheio de dióxido de carbono e resíduos de metabolismo, como ureia. Em jornais e muitas revistas populares, estas são muitas vezes chamadas de "toxinas", embora isso não seja exatamente correto.

O dióxido de carbono dissolve-se na água para formar ácido carbônico (Figura 23). À medida que o sangue é predominantemente água, o dióxido de carbono dissolve nesta água acidificando o sangue

Fig 23

| Dióxido de carbono | + | Água | ⇌ | Ácido carbônico |

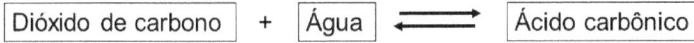

Adaptado de: "Leg Ulcer Treatment Revolution"
ISBN: 978-1908586056

*Figura 23: Reação química mostrando que o dióxido de carbono dissolvido na água forma ácido carbônico. Esta é uma reação reversível.*

venoso. Não surpreendentemente, o sangue ácido começa a irritar a parede da veia e causando inflamação. Esta irritação e inflamação são potencializadas por qualquer outro produto de resíduos que também esteja no sangue venoso.

Normalmente, esse sangue seria levado de volta ao coração e de lá aos pulmões, fígado e rins. Os pulmões se livraram do dióxido de carbono e substituí-lo com oxigênio, e o fígado e os rins se livram de ureia e os outros produtos de resíduos do metabolismo.

No entanto, em estase, o sangue venoso permanece nas veias (Figura 24). Os glóbulos vermelhos e os glóbulos brancos no sangue são células vivas. Como tal, eles continuam a metabolizar, usando qualquer oxigênio disponível no sangue venoso e produzindo ainda mais dióxido de carbono e resíduos metabólicos. Portanto, o sangue em estase continua a ficar ainda mais ácido e causa ainda mais inflamação das paredes venosas quanto mais permanece no interior das veias.

Embora ainda não estejamos falando de tratamentos, já deve ser bastante claro que eliminar a estase venosa seria uma boa ideia.

Abordaremos isso mais tarde.

Agora que consideramos refluxo venoso, obstrução e estase venosa, podemos começar a analisar os sintomas e sinais que os pacientes com síndrome congestiva pélvica apresentam.

Fig 24

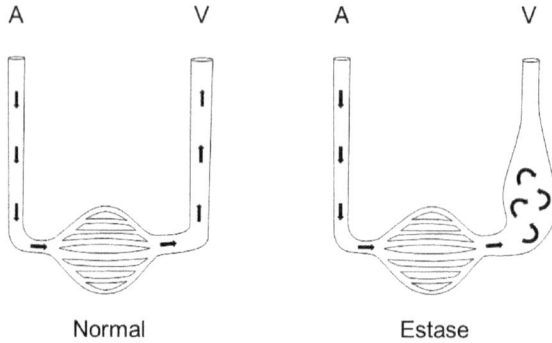

Adaptado de: "Leg Ulcer Treatment Revolution"
ISBN: 978-1908586056

*Figura 24: Diagrama mostrando a diferença entre o fluxo sanguíneo normal através dos capilares (esquerda) e os efeitos da estase venosa (direita).*

Capítulo 5

# Os sintomas e sinais da síndrome congestiva pélvica

Se você leu este livro na sequência correta, até este ponto, examinamos as veias da pelve, como elas funcionam e o que pode dar errado com elas.

Este capítulo analisa quais sintomas e sinais os pacientes apresentam da síndrome congestiva pélvica. Antes de passarmos a discutir esses sintomas e sinais, vale a pena examinar o próprio termo "síndrome congestiva pélvica".

## Síndrome congestiva pélvica enquanto diagnóstico

Quando estávamos trabalhando nas diretrizes internacionais para a síndrome congestiva pélvica, publicadas em agosto de 2019, uma das primeiras coisas observadas foi que o termo "síndrome congestiva pélvica" é provavelmente um dos piores termos médicos existentes.

Claro, de certa forma, faz sentido. Síndrome significa uma coleção de sinais ou sintomas que podem variar dependendo da apresentação. Congestão significa que o tecido ou órgão em questão está cheio de sangue e está sob pressão - nesse caso, as veias da pelve estão cheias e sob pressão. Pélvico é autoexplicativo.

O problema da síndrome congestiva pélvica como diagnóstico é que ela engloba um número muito diverso de condições, como dor pélvica, dor no quadril, veias nas áreas genitais de ambos os sexos e até varizes nas pernas. No entanto, ninguém até agora deu um nome melhor que obtivesse ampla aprovação.

Vários pesquisadores no campo das veias pélvicas querem mudar o nome de síndrome congestiva pélvica (SCP) para distúrbio venoso pélvico (DVeP). No entanto, como discutiremos mais adiante, muitos pacientes que nos procuram com sintomas clássicos da síndrome congestiva pélvica não apresentam nenhuma causa venosa para seus sintomas. Se mudarmos o nome para distúrbios venosos pélvicos, isso seria claramente um problema para esses pacientes.

Como tal, em curto prazo, parece sensato fazer um diagnóstico clínico da síndrome congestiva pélvica se um paciente apresentar sintomas e sinais clássicos de congestão pélvica e, em seguida, confirmar que essa síndrome de congestão pélvica é devida a distúrbio venoso pélvico, se uma doença venosa é identificada como a causa provável. Obviamente, há outro problema que discutiremos mais adiante, onde alguns pacientes apresentam sintomas da síndrome congestiva pélvica e apresentam refluxo venoso pélvico, mas o problema venoso não está realmente causando os sintomas. Provavelmente, isso está ficando muito complexo para esta etapa do livro e, portanto, retornaremos a esse assunto mais tarde.

No momento, estamos presos ao rótulo de síndrome congestiva pélvica e temos que explicar aos pacientes com esses diversos sintomas ou sinais de que todos eles podem fazer parte da mesma condição.

Por outro lado, muitos dos sintomas e sinais da síndrome congestiva pélvica também podem ser causados por outras condições. Dor nas costas pode ser causada por uma dor de origem muscular ou articular. Dor pélvica, por endometriose ou infecção. Varizes nas pernas podem ser apenas varizes nas pernas. Portanto, estou certo de que, nos próximos anos, haverá termos muito melhores para essas diferentes condições e classificações muito melhores. No entanto, no momento, precisamos trabalhar com nosso entendimento atual.

## "Mulheres histéricas"

Sempre achei interessante como médicos aceitam facilmente a presença de refluxo venoso pélvico em homens que apresentam varizes ao redor do testículo (varicocele) e dor associada porque podem ver o problema, mas ignoram completamente as mulheres com dor crônica na pelve.

Como vimos anteriormente, tirando o fato do ovário estar do lado de dentro e o testículo do lado de fora, a anatomia venosa é praticamente idêntica. Em termos gerais, para todo homem com varicocele testicular, há uma mulher com uma varicocele ovariana escondida na pelve.

É comum em várias condições diferentes que muitos, se não a maioria, médicos e enfermeiros parecem achar muito difícil aceitar sintomas quando não conseguem ver nada que esteja obviamente errado.

É interessante notar que o termo "histérico" deriva de "histérica", a palavra grega para o útero. Embora isso seja frequentemente atribuído à ideia de que as mulheres demonstram emoção excessiva por causa do útero, suspeito que isso também ocorra parcialmente devido à falta de entendimento no passado da síndrome congestiva pélvica. Estamos envolvidos na elaboração de um relatório sobre a prevalência da síndrome congestiva pélvica no Reino Unido. Usando um ato de liberdade de informação, verificou-se que 13 a 40% das mulheres que procuram um ginecologista com dor pélvica crônica apresentavam síndrome congestiva pélvica ("The Impact of Pelvic Congestion Syndrome", 2017).

No entanto, como a maioria dos ginecologistas não reconhece isso como diagnóstico, nem encaminha os pacientes para o tratamento do refluxo venoso, esses pacientes acabaram sendo diagnosticados como portadoras de endometriose, ou foram informados de que não havia nada de errado com elas, ou encaminhadas para clínicas de dor ou até psiquiatras. Usando esses números, isso sugere que, no Reino Unido, entre 500.000 e 1.500.000 mulheres são afetadas dessa maneira.

Com essa prevalência de desconforto ou dor pélvica, que não é diagnosticada nem tratada, não seria surpreendente se a palavra histérica tivesse sido comumente usada devido ao número de mulheres queixando-se de tais sintomas e sendo desacreditadas.

## Minha classificação da síndrome congestiva pélvica

Ao longo dos anos que venho apresentando conferências internacionais sobre esse assunto, desenvolvi uma classificação simples que uso. Isso se baseia no que o paciente sente (sintomas) e no que pode ser visto (sinais). Estes são então separados nas diferentes áreas anatômicas em que cada um é encontrado.

À medida que nossa compreensão da síndrome congestiva pélvica aumenta, mais e mais condições se encaixam nessa estrutura. No entanto, até agora, essa estrutura ainda abrange a síndrome congestiva pélvica e ajuda as pessoas a entender como ela pode se manifestar (Figura 25).

Fig 25

Minha classificação da síndrome
congestiva pélvica é dividida em:

1 – Sintomas:

A – Sintomas dentro da pelve
B – Sintomas fora da pelve

2 – Sinais:

A – Sinais vistos na pelve / abdome inferior
B – Sinais vistos nas pernas

*Figura 25: Classificação de Whiteley na síndrome da congestão pélvica - uma maneira simples de ordenar os sintomas e sinais dessa condição.*

Minha classificação da síndrome congestiva pélvica é dividida em:

1 - Sintomas:
        A: Sintomas dentro da pelve
        B: Sintomas fora da pelve
2 - Sinais:
        A: Sinais vistos na pelve / abdome inferior
        B: Sinais vistos nas pernas

# 1A - Sintomas dentro da pelve

Os sintomas dentro da pelve dos quais os pacientes com síndrome congestiva pélvica de causa venosa se queixam, incluem sintomas gerais que afetam toda a parte inferior do abdome e pelve ou estruturas específicas dentro da própria pelve.

Dor pélvica geral ou "arrastada". Muitos pacientes se queixam de um desconforto arrastado ou dolorido, às vezes incômodo o suficiente para ser chamado de dor pélvica crônica (DPC). Isso é pior quando o paciente está sentado ou em pé e é aliviado quando o paciente está deitado ou mesmo deitado com a parte inferior elevada. Se você leu o último capítulo, entenderá que deitar e elevar as pernas não apenas interrompe o refluxo venoso, mas também elimina a estase de qualquer veia dilatada.

Às vezes, essa dor é encontrada de um lado ou de outro. Tecnicamente chamamos o abdome inferior à direita e à esquerda da fossa ilíaca direita e da fossa ilíaca esquerda, respectivamente. Portanto, às vezes, a dor pélvica crônica pode ser localizada na fossa ilíaca esquerda ou direita ou às vezes em todo o abdome inferior.

O reto e o cólon inferior também estão na pelve. A inflamação desta parte do intestino por problemas venosos pélvicos pode causar os sintomas do "intestino irritável".

Como a bexiga também fica na pelve, a irritação causada pelas veias pélvicas na síndrome congestiva pélvica também pode causar bexiga irritável.

Obviamente, tanto a síndrome do intestino irritável quanto a bexiga irritável podem ter outras causas, e esse é um dos problemas de diagnosticar a síndrome congestiva pélvica como distúrbio venoso pélvico sem um exame especializado.

Por outro lado, é surpreendente quantos pacientes que fizeram tratamento para o refluxo venoso pélvico como parte do tratamento para varizes vulvar ou nas pernas descobriram que seu intestino irritável ou bexiga irritável melhoraram ou até se resolveram completamente.

Um dos principais sintomas pélvicos da síndrome congestiva pélvica em mulheres é uma dor profunda ou desconforto durante ou após a relação sexual. Mais uma vez, isso ocorre devido à vagina estar dentro da pelve e cercada pelas veias afetadas pela síndrome congestiva pélvica. Portanto, esse desconforto geralmente é profundo e não superficial ou ao redor da entrada da vagina. Embora isso possa acontecer durante a relação sexual, geralmente ocorre também como uma dor profunda depois. Isso pode ser tão grave que pode impedir as mulheres de ter uma vida sexual normal.

Observando os sintomas acima, e como já observamos tanto no intestino e na bexiga irritável, fica claro que outras condições podem causar a mesma variedade de sintomas. No momento, os clínicos gerais, ginecologistas e outros médicos que tratam essas mulheres procuram primeiro todas as outras causas dos sintomas.

Uma vez esgotados os diagnósticos mais comuns, os pacientes com síndrome congestiva pélvica geralmente são diagnosticados incorretamente e, portanto, recebem tratamento inadequado ou mesmo ineficaz, ou recebem alta sem diagnóstico firmado. Nesses casos, os pacientes são frequentemente condenados a tentar encontrar um diagnóstico por si mesmos.

No futuro, pode ser mais econômico e sensato para mulheres que apresentam os sintomas e sinais da síndrome congestiva pélvica realizar uma ecografia duplex venosa transvaginal realizada usando o protocolo Holdstock-Harrison, que muitas vezes encontrará um diagnóstico com muito menos custo ou risco de complicações do que muitos outros exames atualmente usados para dor pélvica crônica e outros sintomas associados. Isto é particularmente verdadeiro em procedimentos invasivos, como a laparoscopia diagnóstica.

## 1B - Sintomas fora da pelve

Pode parecer estranho que as veias dentro da pelve possam causar sintomas fora da pelve. No entanto, está bem documentado que pacientes com síndrome congestiva pélvica geralmente apresentam dor lombar. Geralmente, é uma dor incômoda que é bastante constante quando se está sentado ou em pé, mas geralmente melhora quando se deita, embora possa demorar algumas horas para que o alívio seja sentido.

Também é possível que pacientes do sexo feminino sofram dores na vulva ou na área perineal. Nos homens, a varicocele causa uma dor no testículo afetado. Alguns desses pacientes também relataram desconforto na área perineal.

Em 2016, dois dos meus pacientes foram submetidos a tratamento para a síndrome congestiva pélvica, causando varizes nas pernas (2B abaixo). Eles tinham dor no quadril e foram diagnosticados como portadores de osteoartrite nos quadris e que possivelmente poderiam precisar de uma cirurgia para implantar uma prótese no quadril em algum momento no futuro. Nos dois casos, a dor no quadril desapareceu completamente após o tratamento do refluxo venoso pélvico que causava a síndrome congestiva pélvica.

Este parece ser o primeiro relato de síndrome congestiva pélvica causando dor no quadril. No entanto, com o crescente interesse atual pela síndrome congestiva pélvica, suspeitamos que mais casos serão relatados e, de fato, outros sintomas fora da pelve também podem aparecer.

Outro sintoma que pode ser classificado como "fora da pelve" nos homens é que a disfunção erétil também tem sido associada à síndrome congestiva pélvica. Recentemente, um cirurgião de Cingapura chamado Sriram Narayanan curou alguns homens com impotência, tratando as veias pélvicas usando um procedimento anestésico local muito simples para bloquear as varizes pélvicas.

## 2A - Sinais vistos na pelve / abdome inferior

Na medicina, quando algo pode ser visto, mas não pode ser sentido, é chamado de sinal. Os sinais da síndrome congestiva pélvica que são vistos na pelve são todos os tipos diferentes de varizes vistas inchando a pele em diferentes áreas da pelve.

O mais comum deles são provavelmente hemorroidas. Ambos os sexos sofrem de hemorroidas e pesquisas publicadas na Clínica Whiteley mostram uma forte correlação entre hemorroidas e refluxo nas veias ilíacas internas.

Nas mulheres, particularmente após o parto (embora também seja visto em mulheres que não tiveram filhos), varizes dos lábios, vulva e vagina são relativamente comuns. Embora possam ser relativamente pequenas, em algumas pacientes podem ser grandes e muito embaraçosas. Já tive pacientes nos quais as varizes vulvares são tão grandes que elas são incapazes de urinar adequadamente, usar biquínis ou roupas de banho e ficam com vergonha de ter relações íntimas. Felizmente, tudo isso pode ser curado com as técnicas que desenvolvemos na Clínica Whiteley.

Nos homens, as mesmas veias são vistas como varicoceles (veias ao redor dos testículos) ou menos comumente como varizes do próprio escroto.

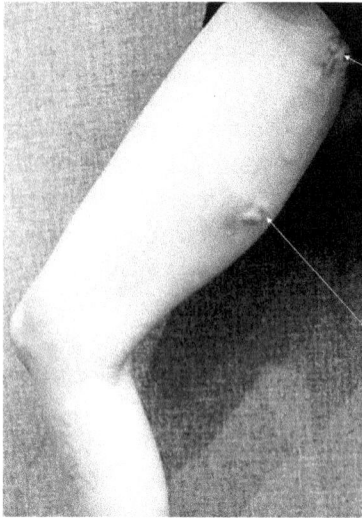

Veias varicosas
perivulvares—
comumente um
sinal de varizes
pélvicas

Veias varicosas
pélvicas podem
se estender às
nádegas e
perineo

Varizes na pema
originadas de
varizes pélvicas

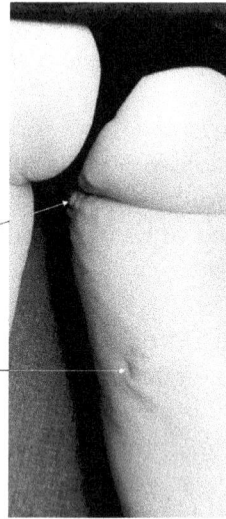

Fig 26

*Figura 26: Imagem de paciente do sexo feminino com varizes nas pernas de origem pélvica (sinais 2B). Existem varizes nas pernas, na face interna das coxas superiores ("peri-vulvares") e no períneo, ascendendo para as nádegas.*

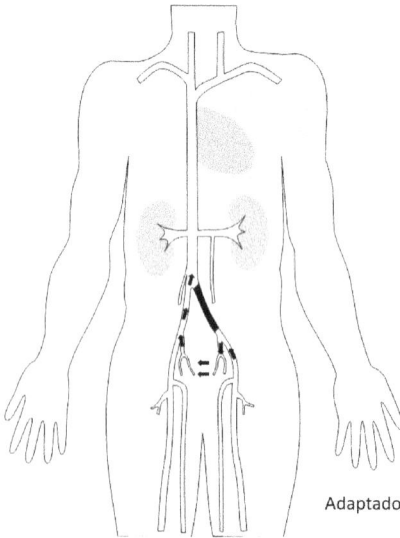

Fig 27

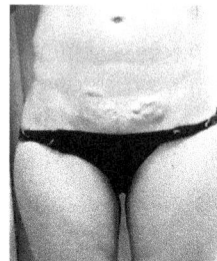

Adaptado de: "Leg Ulcer Treatment Revolution"
ISBN: 978-1908586056

*Figura 27: Imagem de um paciente com varizes correndo pela parte inferior do abdômen acima da área pubiana (sinais 2B). Essas veias subindo pelos flancos indicam veias obstruídas na pelve. Este é um sinal sério e precisa ser investigado.*

Em ambos os sexos, embora de maneira muito incomum, pode haver varizes do períneo e varizes que se estendem até as nádegas (Figura 26).

Finalmente, embora mais raro, há um sinal muito importante na pelve que precisa ser observado. Se houver um bloqueio de uma ou mais das veias ilíacas, as varizes podem ser vistas dilatadas no abdome inferior ou nos flancos (Figura 27). Este é um sinal muito sério, pois mostra o bloqueio completo das veias ilíacas ou até da veia cava inferior.

## 2B - Sinais vistos nas pernas

A síndrome congestiva pélvica contribui para as varizes das pernas em um número surpreendentemente alto de pacientes. O refluxo venoso nas varizes pélvicas (síndrome congestiva pélvica) pode escapar da pelve e penetrar nas veias das pernas por várias vias. Os especialistas em veias nomearam esses "pontos de escape" pélvicos, embora os especialistas discutam quantos existem. Os relatórios variam de 4 a 7 pontos de fuga.

Independentemente de quantos pontos de fuga possa existir academicamente, o mais importante para o paciente é entender que as varizes das pernas podem surgir das varizes pélvicas. Em outras palavras, a síndrome congestiva pélvica pode causar varizes nas pernas, como pode ser visto na Figura 26.

A Clínica Whiteley esteve na vanguarda desta pesquisa. Mostramos que 1 em cada 6 mulheres com varizes da perna tem uma parte significativa de suas varizes da perna resultante de varizes pélvicas. Geralmente essas veias aparecem na parte interna da coxa, ao lado da vulva (Figura 26). Também mostramos que, nessas mulheres, a falha em identificar essas varizes pélvicas e tratá-las é uma das principais razões das recidivas de varizes após o tratamento.

Não surpreendentemente, como a maioria dos médicos que tratam varizes não são especialistas em veias, mas são cirurgiões vasculares especializados em artérias, cirurgiões gerais, radiologistas ou outros médicos que não se especializam em veias, a maioria dos pacientes com varizes só tem as veias das pernas verificadas e tratadas. Como tal, um em cada seis pacientes cujas veias realmente surgem da pelve não é tratado adequadamente e, portanto, suas varizes frequentemente se repetem muito rapidamente.

É por esse motivo que todo paciente que apresenta varizes das pernas na Clínica Whiteley tem realizado um duplex scan cuidadoso à procura de veias que entram na perna a partir da pelve. Se alguma dessas veias for encontrada, é oferecida ao paciente uma ultrassonografia transvaginal com duplex scan, realizada usando o protocolo Holdstock-Harrison.

Recentemente, também mostramos ocorrer o mesmo em um em cada 30 homens. Novamente, descobrimos que esses homens foram submetidos à cirurgia de varizes por cirurgiões vasculares (especializados em artérias), cirurgiões gerais ou radiologistas intervencionistas, que não são especializados em doenças venosas e, portanto, nenhuma atenção foi dada às veias pélvicas. Assim sendo, as varizes voltaram imediatamente após o tratamento, uma vez que o refluxo da veia pélvica foi deixado sem tratamento.

No passado, pensamos que as varizes decorrentes da pelve e descendo para as pernas provavelmente estavam relacionadas apenas a varizes menores e a condições não mais graves.

Recentemente, vimos pacientes com graves danos à pele ao redor dos tornozelos devido totalmente à síndrome congestiva pélvica e varizes pélvicas se comunicando com as veias das pernas. Também publicamos um caso de úlcera venosa de perna sendo formada da mesma maneira. Este paciente fez parte do nosso estudo de veias pélvicas masculinas. Nesses casos, o tratamento da síndrome congestiva pélvica curou completamente o paciente, e as veias usuais nas pernas que causam varizes (veias safenas internas e externas) foram deixadas em paz por serem completamente normais. Somente as veias superficiais visíveis nas pernas precisavam de tratamento após a cura do refluxo venoso pélvico.

Como tal, qualquer médico que avalie ou trate varizes nas pernas deve entender completamente a síndrome congestiva pélvica e ser capaz de investigá-la e tratá-la. Pacientes com varizes que procuram médicos que não procuram ou tratam a síndrome congestiva pélvica terão claramente uma chance muito maior de apresentar varizes recorrentes após o tratamento.

## Como a síndrome congestiva pélvica causa sintomas e sinais

Recentemente, houve um interesse considerável no mundo da pesquisa em tentar descobrir por que a congestão venosa pélvica causa dor pélvica crônica, bem como os outros sintomas 1A e 1B (sintomas na pelve e sintomas fora da pelve).

Uma revisão recente de toda a literatura mundial nessa área apresentou várias causas possíveis:

Ingurgitamento das veias. O refluxo venoso estica as paredes das veias e, dilatando as veias, causa estase venosa. Esses fatores podem estimular os receptores da dor na parede da veia, causando dor pélvica.

Liberação do neurotransmissor da parede da veia. Existem vários neurotransmissores que foram sugeridos como culpados e bloqueá-los com certos medicamentos pode ajudar a aliviar parte da dor.

Pressão mecânica. As veias dilatadas podem pressionar estruturas na pelve, causando dor por pressão direta sobre elas.

No nível mais básico, sabemos que o resultado final dos distúrbios venosos é a inflamação. Isso é verdade se os distúrbios venosos causam refluxo venoso com o sangue retornando nas veias devido à falha da válvula, obstrução venosa onde o sangue não pode fluir normalmente de volta ao coração ou estase venosa onde o sangue estagna, movendo-se apenas o suficiente para parar de coagular, mas tornando-se ácido e irritando as paredes das veias.

No entanto, quando se trata de aconselhar os pacientes sobre o tratamento, torna-se menos importante conhecer o mecanismo exato de como os sintomas ocorrem. O que é importante saber é que, se pararmos qualquer refluxo venoso, aliviarmos qualquer obstrução venosa e removermos qualquer estase venosa, os sintomas melhoram ou desaparecem.

O mesmo pode ser dito para os sinais de desordem venosa pélvica, 2A (varizes visíveis ao redor da pelve e abdômen inferior) e 2B (varizes das pernas).

Mais uma vez, sabemos que o distúrbio do refluxo venoso geralmente é ascendente na natureza. No entanto, o mecanismo pelo qual as veias se tornam varicosas quando o refluxo venoso se estabelece é devido à coluna de sangue que reflui pela veia incompetente pela gravidade. O impacto da coluna de sangue que cai na veia principal estica as paredes das tributárias e estas se tornam varicosas (dilatadas). Nas pernas, existe um segundo tipo de refluxo chamado refluxo ativo (ou refluxo diastólico), mas não há evidências de que isso esteja presente no distúrbio venoso pélvico.

Costumava-se pensar que era a pressão venosa que esticava as paredes das veias. No entanto, é mais provável que seja o impacto da coluna de sangue que cai na veia que faz o alongamento. Longos períodos em pé ou sentado, sem movimento, interromperão o bombeamento normal do sangue venoso de volta ao coração e piorarão ainda mais as varicosidades. Obviamente, isso também piora e danifica devido à estase venosa associada.

Os princípios do refluxo venoso são interromper todo o refluxo da extensão mais proximal até a mais distal, deixando apenas as veias competentes e que podem bombear o sangue de volta ao coração. Iremos abordar exatamente as maneiras pelas quais podemos conseguir isso nas veias pélvicas em um capítulo posterior.

Quando varizes visíveis estão presentes devido à obstrução devido ao bloqueio ou compressão das veias principais, as veias visíveis estão ignorando a área de alta resistência que está obstruída ou comprimida. Portanto, o tratamento é aliviar a veia obstruída, permitindo que o sangue comece a fluir normalmente novamente. Isso removerá a pressão das varizes e, se elas não desaparecerem, elas poderão ser tratadas com segurança, pois não são necessárias como rotas alternativas de fluxo.

Finalmente, a estase venosa não causa varizes visíveis. O tratamento da estase venosa faz parte do tratamento dos sintomas, e não do tratamento de quaisquer sinais visíveis externamente.

Agora que temos um bom entendimento da anatomia das veias pélvicas, como elas funcionam, o que pode dar errado com elas e, quando elas dão errado, quais sintomas e sinais ocorrem, podemos considerar como devemos investigar e identificar as patologias venosas. Em termos simples, agora vamos ver como investigamos a síndrome congestiva pélvica.

# Capítulo 6

# Investigações para síndrome congestiva pélvica

## Como pacientes com síndrome de congestionamento pélvico se apresentam aos médicos

Antes de iniciarmos as investigações, vale a pena recapitular quais pacientes têm síndrome congestiva pélvica e como eles podem se apresentar a um médico. Como já discutimos anteriormente no livro, pacientes com síndrome congestiva pélvica podem apresentar sintomas ou sinais amplamente diferentes. Aqueles que têm sintomas isolados, dentro da pelve (1A) ou fora da pelve (1B) muitas vezes passaram por meses ou até anos de investigações. Eles têm visto frequentemente vários generalistas e especialistas diferentes, e muitas vezes ficaram muito desanimados em encontrar uma causa para seus sintomas. Pior ainda, alguns têm tido as dores crônicas por tanto tempo que mesmo quando a causa básica é encontrada e tratada, a dor não é completamente resolvida. Tornou-se um caminho aprendido no cérebro.

Além disso, como já mencionamos, alguns pacientes com sintomas claros de síndrome congestiva pélvica acabam fazendo um ultrassom duplex transvaginal completamente normal usando o protocolo Holdstock-Harrison, tendo os sintomas da síndrome congestiva pélvica, mas de origem não venosa. Assim, até que um exame duplex scan seja feito, ninguém com sintomas isolados (1A e/ou 1B) deve ser diagnosticado como distúrbio venoso pélvico (DVeP).

Pacientes que têm os sinais associados à síndrome congestiva pélvica são um pouco mais fáceis de diagnosticar. A maioria dos pacientes com sinais ao redor da pelve e abdômen inferior (2A) tem causas venosas subjacentes para os sinais e por isso é muito mais seguro dar-lhes um diagnóstico de distúrbio venoso pélvico (DVeP) mesmo antes de uma varredura definitiva ter sido realizada.

No entanto, vemos muitos pacientes com varizes ao redor da vulva, varizes estendendo-se às nádegas e hemorroidas que não têm refluxo venoso pélvico significativo. De fato, embora saibamos que há uma ligação entre refluxo venoso pélvico e hemorroidas, se hemorroidas são o único problema, seria errado começar a investigar as outras veias pélvicas se não houvesse outros sintomas ou sinais que precisassem ser abordados.

Ao considerar pacientes com sinais 2A, vale a pena notar que estes se apresentam em dois padrões bastante distintos. Varizes aparentes na frente do abdômen inferior, geralmente logo acima do osso púbico, ou varizes aparentes nos flancos, são indicativas de problemas obstrutivos nas veias pélvicas, pois estas estão agindo como rotas de desvios externos. Poderíamos subdividi-los como 2AO (o "O" para obstrutivo).

As varizes 2A vistas na vagina, vulva, lábios, períneo, ao redor das nádegas, hemorroidas e ao redor dos testículos nos homens são quase sempre devido ao refluxo venoso. Como tal, poderia ser possível atribuir a esses 2AR (o "R" para refluxo). No entanto, pode haver casos esporádicos em que as varizes são secundárias a Quebra-Nozes ou May-Thurner, e por isso eu não uso esta classificação ainda, a menos que um exame tenha sido realizado e obstrução confirmada ou refutada.

Os mais fáceis de todos os pacientes com síndrome congestiva pélvica são aqueles que apresentam varizes nas pernas e, em exame físico, são encontrados varizes na região para-vulvar (na coxa interna superior ao lado da vulva - Figura 26) ou com varizes passando diagonalmente pela parte de trás das coxas. Esses pacientes com sinais 2B, geralmente possuem varizes pélvicas que precisam de tratamento para reduzir o risco de varizes das pernas recorrentes no futuro.

Finalmente, os pacientes podem ter mais de uma apresentação. É bastante comum vermos pacientes com varizes nas pernas oriundas da pelve (2B) que não têm ideia de que suas varizes podem estar ligadas a veias pélvicas. Quando os examinamos e descobrimos que as veias vêm da pelve, muitas vezes eles relatam sintomas pélvicos internamente (1A) ou externamente (1B) que nunca foram investigados, ou foram investigados e ninguém tenha sido capaz de encontrar uma causa. Esses pacientes ficam extremamente felizes quando têm as varizes das pernas tratadas, bem como uma melhora em seus sintomas pélvicos ao mesmo tempo.

Um grupo ainda mais fascinante de pacientes são aqueles que aparecem com varizes nas pernas decorrentes da pelve (2B) e absolutamente nenhum sintoma pélvico. Quando eles têm suas veias pélvicas tratadas como parte do tratamento das varizes da perna, eles frequentemente dizem que seus sintomas pélvicos melhoraram consideravelmente, embora não tivessem sintomas pélvicos na apresentação. Uma senhora nesta situação até disse que era como ter um "lifting facial de sua pelve".

A explicação simples para isso é que quando as dores de baixo nível estão presentes há muito tempo, muitas vezes se tornam parte da psique de uma pessoa, e se tornam aceitas como "normais" pelo paciente. É um pouco como usar uma camisa desconfortável ou ter uma coceira. Se você vestiu ou teve isso o dia todo, você esquece o quão é desconfortável. É só quando você tira e percebe o alívio que você constata o quão incômodo foi.

Portanto, tendo passado por essas diferentes possíveis apresentações de síndrome congestiva pélvica, agora podemos considerar quais investigações são úteis para fazer o diagnóstico. Você pode estar bastante surpreso pelo fato de que algumas das investigações que são mais amplamente utilizadas são de fato bastante imprecisas e provavelmente não devem ser confiáveis para dar um diagnóstico preciso.

## O que estamos procurando?

A menos que um paciente tenha sinais claros de veias pélvicas obstruídas (varizes aparentes pelo abdômen inferior logo acima da área púbica, ou varizes pelos flancos - 2AO como acima) então a primeira coisa que estamos procurando é a presença de refluxo de veias pélvicas, nas veias gonadal ou nas veias ilíacas internas. Podemos procurar uma causa obstrutiva para qualquer refluxo mais tarde, pois sabemos que isso é muito mais raro e é improvável que esteja presente se não houver refluxo óbvio em nenhuma das veias pélvicas, nem veias varicosas dilatadas na pelve.

Mostramos que o refluxo venoso é um problema ascendente tanto nas veias das pernas quanto nas veias gonadais, e por isso precisamos saber se há refluxo na parte inferior da veia gonadal. As veias ilíacas internas já estão localizadas na pelve e, portanto, qualquer investigação que olhe para a extremidade inferior das veias gonadais também avaliará a mesma área que as veias ilíacas internas se encontram.

Isso é importante, pois nossa pesquisa mostrou que o padrão mais comum de refluxo de veia pélvica é o refluxo na veia ovariana esquerda e ambas as veias ilíacas internas (Figura 19). Portanto, qualquer investigação que não inclua procurar refluxo nas veias ilíacas internas é virtualmente inútil.

Finalmente, estamos procurando refluxo venoso. Como vimos nos capítulos anteriores, o refluxo nas veias pélvicas é um refluxo passivo, com o sangue refluindo por veias incompetentes pela gravidade. Portanto, qualquer teste que seja realizado com um paciente deitado não vai mostrar refluxo em uma veia incompetente. Embora manobras artificiais possam ser incorporadas para tentar estimular tal refluxo, haverá claramente erros em relação ao diagnóstico ou no diagnóstico do problema, pois esta não é a situação fisiológica normal.

Portanto, desde o princípio, é claro que precisamos de um teste que possa:

- visualizar a parte inferior das veias gonadais na pelve

- visualizar as veias ilíacas internas na pelve

- ser realizado com o paciente ereto ou em um ângulo com cabeça elevada em relação aos pés para que o refluxo ocorra em suas veias incompetentes

- diagnostiquem com precisão o refluxo venoso

No passado, antes que a função das veias pélvicas fosse bem compreendida, os radiologistas publicavam diretrizes em artigos de pesquisa quanto ao "diâmetro normal" das veias pélvicas. A maioria das pesquisas se concentrou nas veias gonadais, pois estas eram consideradas as únicas veias pélvicas importantes associadas ao refluxo. Surpreendentemente, muitos médicos ainda acham que este é o caso!

Como os radiologistas tendem a usar tomografia computadorizada, ressonância magnética (muitas vezes chamada de RMV quando usada para veias) e venografia para veias profundas dentro do corpo e pelve, eles produziram diretrizes que sugeriam que uma medição do diâmetro da veia gonadal poderia ser usada para diferenciar normal de anormal.

É comum que os radiologistas usem um padrão de 6 mm a 8 mm de diâmetro como um diâmetro "normal" para uma veia gonadal. O que isso significa é que se um paciente tem uma tomografia computadorizada ou venografia e está deitado, e sua veia gonadal é medida como um desses diâmetros ou mais, é diagnosticado como "anormal". Se for menor, é diagnosticado como "normal".

Para um especialista em veias como eu, isso é inadequado. Na década de 1990, era bem conhecido entre especialistas venosos que o tamanho de uma veia na perna era irrelevante ao avaliar o refluxo associado a varizes ou úlceras nas pernas. Afinal, pessoas maiores tendem a ter veias maiores e pessoas menores têm veias menores. Além disso, exercícios, hábitos corporais e muitos outros fatores, incluindo posição, temperatura e ansiedade também desempenham um papel. Foi comprovado que qualquer medida de diâmetro era inútil, e a única investigação relevante foi usar ultrassom duplex scan para procurar refluxo venoso para diagnosticar se a veia era incompetente ou não.

Como o ultrassom duplex usa o princípio do Doppler, o ultrassom pode mostrar com precisão o fluxo sanguíneo nas veias, não apenas avaliando em qual direção o sangue está fluindo, mas também quão rápido flui.

Para ver o refluxo nas veias safenas da perna, os pacientes tinham que estar de pé com o peso na outra perna ou em uma mesa que inclinava para que estivessem em uma posição que a cabeça ficasse em um nível mais elevado. Deitar-se era inútil, pois não havia gravidade para fazer com que o sangue refluísse. Embora tudo isso tenha sido provado na década de 1990, estive recentemente envolvido em um caso em que um cirurgião alemão que trabalhava na Inglaterra ainda estava examinando seus pacientes de varizes quando estavam deitados! Felizmente, tais práticas equivocadas são bastante raras agora.

No entanto, é chocante que, apesar de todas essas lições que aprendemos na década de 1990, e todos os artigos de pesquisa e livros didáticos que foram publicados no que diz respeito à investigação de varizes e refluxo venoso nas veias safenas nas pernas, tudo isso seja ignorado por radiologistas intervencionistas e cirurgiões que agora estão se interessando pela síndrome congestiva pélvica e distúrbios venosos pélvicos. Não está claro para mim se é por eles não terem uma verdadeira formação especializada em veias ou porque as veias pélvicas estão no fundo do corpo e, portanto, eles as considerem ter uma fisiologia completamente diferente de alguma forma.

Para provar o ponto, realizamos um estudo de pesquisa que publicamos cinco anos atrás medindo o diâmetro das veias ovarianas em senhoras com e sem refluxo de veia ovariana. Descobrimos que não havia absolutamente nenhuma correlação entre a presença de refluxo e diâmetro. Havia veias grandes e pequenas que mostravam refluxo venoso, e veias grandes e pequenas dos mesmos tamanhos que não mostravam refluxo. Nosso estudo mostrou que se o diâmetro da veia fosse usado para determinar o tratamento, metade das veias que foram tratadas seria normal e não precisaria de tratamento, e, por outro lado, metade das veias que ficariam sem tratamento porque eram "normais", estavam realmente refluindo!

Provavelmente não é surpresa que muitos estudos de pesquisa que analisam o sucesso ou falha do alívio dos sintomas após tratamentos de veia pélvica só tendem a mostrar uma taxa de sucesso de 70-80% do tratamento.

Até que possamos fazer com que todos usem os mesmos critérios diagnósticos e os mesmos testes, com base em ciência, lógica e pesquisa, será quase impossível comparar resultados e dar sentido às estratégias de tratamento entre diferentes hospitais e clínicas.

Tendo explicado os princípios, agora vamos olhar para os testes que geralmente são usados para investigar a síndrome congestiva pélvica, especialmente se um diagnóstico de refluxo de veia pélvica está sendo aventado.

## Investigações comuns para síndrome do congestionamento pélvico

As investigações comuns para dor pélvica crônica ou outros sintomas pélvicos em mulheres, e às vezes homens, são:

- Laparoscopia

- Venografia

- Ressonância Magnética Venosa

- Tomografia computadorizada

- Duplex scan transabdominal

- Duplex scan transvaginal

## Laparoscopia

Embora a laparoscopia seja com justiça chamada de "minimamente invasiva", ainda é uma cirurgia. A inserção de um laparoscópio na cavidade abdominal requer uma anestesia geral e entrada em um centro cirúrgico. Há ainda um risco muito pequeno, mas presente, de perfuração do intestino ou algo mais dentro do abdômen. Os custos do cirurgião, anestesista, enfermeiros e instalações são consideráveis. Embora a laparoscopia possa evidenciar se há um tumor ovariano, aderências, endometriose, infecção ou outras condições, não pode diagnosticar síndrome congestiva pélvica.

Isso porque, na laparoscopia, o laparoscópio é introduzido no que é chamado de "cavidade peritoneal". Esta é uma cavidade forrada com uma camada chamada peritônio. Embora seja possível ver o estômago, fígado, vesícula biliar, baço, intestino delgado, útero, ovários e bexiga, não é possível ver nada que esteja por trás da camada peritoneal.

Além disso, para colocar o laparoscópio no abdômen, o gás é bombeado para a cavidade abdominal para abrir espaço para o equipamento. Este gás tenderá a pressurizar a cavidade abdominal, diminuindo o sangue nas veias no abdômen e pelve.

As veias pélvicas ficam do outro lado da camada peritoneal na parte de trás do abdômen e na parte mais baixa do peritônio na pelve. Portanto, embora as veias possam ser vislumbradas em alguns pacientes através desta membrana fina, particularmente se forem muito finas, não pode haver avaliação do refluxo venoso. Portanto, o máximo que pode ser obtido com laparoscopia é excluir outras causas para dor pélvica ou sintomas e dizer se há varizes óbvias na pelve. Não visualizar varizes na laparoscopia não é suficiente para afirmar que elas não estão presentes.

Portanto, se houver suspeita de síndrome congestiva pélvica por refluxo venoso, faria muito mais sentido usar uma investigação muito mais barata, como ultrassom duplex scan venoso transvaginal primeiro, economizando aos pacientes o tempo, riscos e despesas de laparoscopia se um diagnóstico positivo for encontrado no duplex scan.

## Venografia

Para um leigo, a venografia parece ser a investigação ideal para procurar veias anormais.

A venografia é a injeção de um contraste (comumente, mas incorretamente chamado de "corante") nas veias e, em seguida, se usa raios-X para ver onde ele flui. No entanto, há muitos problemas com esta investigação para síndrome congestiva pélvica.

Os raios-X utilizam radiação ionizante e hoje em dia só deve ser usado se não houver outra alternativa. O contraste (ou meio de contraste mais corretamente) é muito mais denso do que o sangue e, portanto, não flui da mesma forma que o sangue flui naturalmente nas veias. Se o contraste flui em uma veia, então ele pode ser visto ao raio-X. Mas se o contraste não fluir para uma veia, mesmo que o sangue possa estar fluindo nele, ele não será visto pelo venograma. Portanto, é possível não visualizar veias se supondo que o contraste visto na tela de raios-X está mimetizando o fluxo de sangue.

Os venogramas são geralmente realizados deitados, enquanto varizes e refluxo venoso só podem ser devidamente investigados quando o paciente está ereto ou em um ângulo bastante acentuado de elevação da cabeça. Esta é uma simples consequência da gravidade.

Mesmo que o paciente seja posicionado em um ângulo aceitável, o contraste não flui necessariamente da mesma forma que o sangue venoso faz por causa da diferença de densidade. Além disso, como o contraste é denso e muitas vezes bastante viscoso, geralmente é injetado sob pressão. Como já discutimos anteriormente, mesmo em veias onde o fluxo pode ser muito rápido, as pressões venosas são baixas. O contraste injetado sob pressão pode muito bem seguir um caminho completamente diferente para o sangue circulante por causa da pressão que ele é injetado.

Quando o contraste é injetado, ele tem que ser injetado através de um tubo longo e fino chamado cateter. Este cateter obviamente tem que ser posicionado em algum lugar. O fluxo do contraste não dependerá apenas da pressão usada para injetá-lo através do cateter, mas também exatamente onde a ponta do cateter é colocada. Como vimos anteriormente, a progressão do refluxo na veia ovariana é um padrão ascendente. Portanto, se a ponta do cateter for colocada no topo da veia, perto da junção com a veia renal esquerda, é bem possível que nenhum refluxo seja visto, mesmo que a metade inferior da veia ovariana possa ser incompetente. Um diagnóstico incorreto será feito.

Como tal, embora a venografia seja parte essencial do tratamento da síndrome do congestionamento pélvico na maioria dos casos, é de valor limitado no diagnóstico da síndrome congestiva pélvica, particularmente no refluxo venoso - que é a causa mais comum.

## Ressonância Magnética/ Ressonância Magnética Venosa

A tecnologia de ressonância magnética transformou muitas áreas da medicina. Sendo totalmente não invasivo e não precisando de raios-X, o uso da ressonância magnética está sendo expandido o tempo todo. Pode mostrar a diferença entre muitos tipos diferentes de tecidos, particularmente aqueles que contêm diferentes quantidades de água.

Quando combinados com injeções de contraste, veias e artérias podem ser vistas claramente.

No entanto, a maioria das máquinas de ressonância magnética exige que o paciente fique deitado. O refluxo venoso passivo não ocorre quando os pacientes ficam deitados. Refluxo venoso requer gravidade.

Alguns radiologistas tentam contornar isso fazendo com que os pacientes realizem uma técnica especial de respiração chamada Valsalva. Nesta técnica, o paciente age como se estivesse soprando, mas mantém a boca e/ou garganta fechadas. Alguns médicos alcançam um efeito semelhante fazendo com que seus pacientes soprem com força através de um tubo muito fino. Isso aumenta a pressão no peito, aumentando a pressão nas veias próximas ao coração e também no abdômen. Isso é feito para tentar estimular o refluxo incompetente.

Infelizmente, não mostra refluxo fisiológico - ou seja, o tipo de refluxo que está realmente presente no paciente. Além disso, embora as veias ovarianas possam ser evidenciadas com essa técnica com melhoria da acurácia, refluxo confiável nas veias ilíacas internas não pode ser visto usando essa técnica.

Pesquisas publicadas pela Clínica Whiteley mostraram que apenas 3% dos pacientes que investigamos com síndrome congestiva pélvica tinham refluxo isolado de veias ovarianas. Os outros 97% têm refluxo de veia ilíaca interna como padrão de refluxo. Portanto, ressonância magnética ou RMV não seria útil nesses pacientes, e de fato poderia muito bem levar a um diagnóstico errado e tratamento inadequado.

Mais significativamente, como já observado acima, muitos médicos usam o diâmetro da veia ovariana usando RMV em mulheres para diagnosticar síndrome congestiva pélvica. Estudamos isso e publicamos nossos resultados em 2015 mostrando que não havia correlação entre o diâmetro da veia ovariana e funcionamento das válvulas. Se os médicos usarem o diâmetro da veia ovariana, eles estarão errados em 50% dos casos.

Assim sendo, a ressonância magnética/RMV não é útil como uma investigação de rotina da síndrome congestiva pélvica. Só é útil em raros casos de anatomia complexa ou quando o ultrassom com duplex scan não pode ser realizado.

## Tomografia Computadorizada

A tomografia tem pouca vantagem sobre a ressonância magnética quando estamos considerando a investigação da síndrome congestiva pélvica. Ela usa raios-X que estão ionizando radiação e estamos tentando evitar isso sempre que possível. Os pacientes geralmente ficam deitados, o que impede a identificação de qualquer refluxo venoso adequado.

O refluxo da veia ilíaca interna não pode ser visto de forma confiável e, como observado acima, o diâmetro das veias ovarianas também é inútil. Portanto, como na ressonância magnética/RMV, a tomografia computadorizada não é útil como uma investigação de rotina para síndrome congestiva pélvica.

Só é útil em raros casos de anatomia complexa ou quando o ultrassom duplex não pode ser realizado.

## Ultrassom duplex transabdominal

O ultrassom duplex é a investigação padrão-ouro para refluxo venoso. Revolucionou a cirurgia venosa desde o início dos anos 1990. Desde que seja usado da maneira correta, fornece resultados inigualáveis.

A maioria das pessoas conhece ultrassom e já viu exames de bebês antes do nascimento, ou outros órgãos internos, como vesículas biliares. Geralmente são imagens em preto e branco. Como a maioria das pessoas estará ciente, um ultrassom não é invasivo. É realizado colocando gel de ultrassom na superfície da pele e, em seguida, a sonda de ultrassom nesta área.

O ultrassom transporta ondas sonoras para o corpo e o mesmo transdutor capta ecos, com um software de computador fazendo uma imagem.

O ultrassom duplex usa tecnologia melhorada além de uma simples imagem em preto e branco, para identificar qualquer sangue fluindo. Usando o princípio do Doppler, qualquer sangue fluindo pode ser identificado na imagem em preto e branco. É possível medir a velocidade usando um traço Doppler, mas isso raramente é usado. O que a maioria dos tecnólogos vasculares utiliza é ultrassom duplex de fluxo de cores.

É aqui que a imagem em preto e branco mostra todas as estruturas, e o fluxo sanguíneo é sobreposto a esta imagem em preto e branco como um mapa de cores. O sangue fluindo pode ser representado em qualquer cor, mas a maioria das máquinas usa vermelho para fluir em uma direção e azul para fluir na outra direção. O brilho da cor mostra a velocidade do fluxo. Nas varizes das pernas, o ultrassom duplex scan venoso tem sido revolucionário. O sangue pode ser visto fluir nas veias para cima quando o músculo é comprimido. Se as válvulas estão funcionando, o sangue não reflui de volta para baixo na veia e por isso nenhum fluxo é visto quando o músculo é liberado. No entanto, se o paciente está de pé e as válvulas não estão funcionando, o sangue é visualizado fluindo até a veia comprimindo o músculo, e então refluindo de volta para baixo na veia, na liberação. A capacidade da ultrassonografia duplex scan venosa de identificar o refluxo nas veias não invasivamente tornou-o o teste padrão-ouro para varizes e pesquisa de refluxo venoso nas pernas.

Quando se trata de avaliar veias pélvicas, a varredura de ultrassom duplex pode ser muito útil em certas áreas. Com habilidade e remoção do gás intestinal, ele pode obter imagens claras das veias ao redor dos rins, e as partes superiores das veias gonadais enquanto passam pela parte de trás do abdômen. Em pacientes magros, estas podem ser mais facilmente. Em tais pacientes, as veias gonadais podem ser vistas até o topo da pelve. Em pacientes magros, é possível ver as veias gonadais na pelve e partes superiores das veias ilíacas internas. No entanto, em pacientes maiores, isso é mais difícil ou até mesmo impossível. Infelizmente, o ultrassom duplex transabdominal não pode ver as extremidades inferiores das veias ovarianas e veias ilíacas internas nas profundezas da pelve. Como explicado acima, 97% do refluxo venoso na síndrome congestiva pélvica está nas veias ilíacas internas, e assim a incapacidade do ultrassom duplex transabdominal de ver com precisão essas veias, limita consideravelmente seu uso. Além disso, como sabemos que o refluxo da veia ovariana é um problema ascendente, uma porção superior competente da veia ovariana não significa dizer que a veia ovariana não está refluindo. Como tal, precisamos saber se a parte inferior é incompetente nesses casos.

Portanto, o ultrassom duplex transabdominal é muito útil para verificar a síndrome do Quebra-Nozes e síndrome de May-Thurner, mas não é muito útil para entender o que está acontecendo na pelve ou procurar refluxo de veia ilíaca interna. Além disso, não mostra comunicações de refluxo de veia pélvica às veias externas, nem a comunicação de refluxo de veia ilíaca interna com hemorroidas ou varizes vulvares e vaginais. Portanto, é muito útil quando combinado com ultrassom duplex transvaginal, mas é de valor limitado como uma única investigação.

Deve-se notar neste momento que as investigações de refluxo de veia pélvica em homens, ou mulheres que não estão dispostas ou incapazes de fazer ultrassom duplex venoso transvaginal, precisam ser por combinações dos testes acima. Tais combinações podem ser ultrassom duplex transabdominal e ressonância magnética, que podem ter que ser usadas em conjunto com o venograma como uma segunda melhor opção.

Deve-se notar também que o exame de ultrassom duplex scan depende totalmente da habilidade e experiência da pessoa que a realiza. Como em todas as técnicas que dependem do operador, a precisão do ultrassom duplex scan venoso se resume ao treinamento da pessoa, sua experiência e com que frequência ela está realizando exames. Há boas evidências em muitas áreas da vida de que um mínimo de 5.000 horas é necessário para se tornar um especialista em qualquer habilidade prática e 10.000 horas provavelmente são necessárias para adquirir excelência nessa área.

Muitos médicos que administram clínicas venosas realizam seu próprio ultrassom duplex. Infelizmente, em muitos casos, isso leva ao diagnóstico errado tanto nas varizes das pernas quanto nas varizes pélvicas. Isso porque eles raramente realizam exames suficientes em um dia ou uma semana para manter o nível de experiência alto o suficiente. Mesmo aqueles que usam tecnólogos vasculares para realizar os exames não conseguem melhores resultados se o tecnólogo vascular não realizar exames venosos regularmente. Muitos tecnólogos vasculares se especializam em artérias e só fazem alguns casos venosos ao longo da semana.

Como tal, o Protocolo Whiteley exige que todos os nossos exames sejam realizados por tecnólogos vasculares totalmente treinados no Protocolo Whiteley (que é nossa abordagem geral para condições venosas de pernas e pelve) e também o protocolo Holdstock-Harrison para ultrassonografia duplex transvaginal. Este protocolo também agora inclui um componente abdominal (o protocolo Holdstock-White) para verificar se há Quebra-Nozes e síndrome de May-Thurner. Os tecnólogos vasculares da Clínica Whiteley não têm outras funções além do exame de duplex scan venoso todos os dias, garantindo que suas habilidades de ultrassom não sejam diluídas.

## Ultrassom duplex transvaginal

A ultrassonografia duplex transvaginal usa uma sonda transvaginal específica, permitindo que a sonda de ultrassom seja posicionada o mais próximo possível das veias ilíacas internas, suas tributárias e as extremidades inferiores das veias ovarianas na pelve.

Judy Holdstock e Charmaine Harrison da Clínica Whiteley passaram muitos anos no início dos anos 2000 aperfeiçoando seu protocolo para investigar síndrome congestiva pélvica. Isso foi complementado por mais trabalhos de Angie White, que se juntou à nossa equipe mais recentemente.

O paciente é colocado em um ângulo de 45°, cabeça erguida e assim, em uma posição quase "sentada", permitindo que o refluxo venoso natural seja observado devido ao efeito da gravidade. A sonda de ultrassom transvaginal está posicionada e, em seguida, girada para identificar todas as quatro veias pélvicas que são de interesse. O refluxo venoso é verificado em repouso, com o paciente realizando Valsalva e com o paciente apertando e relaxando suas nádegas - uma manobra chamada "Squeeze Kegel". Esta contração muscular força o sangue até as veias pélvicas e, em seguida, quando os músculos relaxam, qualquer refluxo pode ser identificado.

Todas as quatro veias pélvicas - tanto as veias ovarianas quanto ambas as veias ilíacas internas são verificadas desta forma. Por causa da posição da sonda, todas as tributárias podem ser vistas, e a conexão de quaisquer veias pélvicas com hemorroidas, veias vulvares ou varizes de perna também podem ser identificadas.

Publicamos um estudo comparando o ultrassom duplex scan venoso transvaginal usando o protocolo Holdstock-Harrison com diagnóstico por venografia, utilizando os desfechos do tratamento para os pacientes como resultado. Este estudo, publicado em 2015, mostrou que a ultrassonografia duplex scan venosa transvaginal foi melhor do que a venografia no diagnóstico de quais veias estavam refluindo e precisando de tratamento. Como usamos o sucesso do tratamento como resultado, é altamente provável que esteja correto, pois obter o resultado certo para o paciente é de suma importância.

Judy Holdstock e Angie White da Clínica Whiteley continuaram a desenvolver a técnica e ganharam o primeiro prêmio no American College of Phlebology em 2017. Sua pesquisa premiada foi desenvolvida a partir da adição de ambos os duplex transabdominais das veias renais ao protocolo Holdstock-Harrison para duplex transvaginal dando uma compreensão completa de todo o sistema venoso pélvico. Usando essa técnica, e trabalhando em observações do Dr. David Beckett, elas foram capazes de mostrar que a síndrome do Quebra-Nozes raramente existe, e foram as primeiras a descrever a síndrome do "pseudo-quebra-nozes", como discutiremos mais tarde.

Como tal, agora está claro que em pacientes que podem se submeter a ela, a ultrassonografia duplex scan transvaginal venosa usando o protocolo Holdstock-Harrison, combinado com a investigação transabdominal usando o protocolo Holdstock-White, é atualmente o padrão-ouro investigação para síndrome de congestionamento pélvico.

Em unidades onde não há pessoal com as habilidades para realizar ultrassonografia transvaginal duplex com esses protocolos, então combinações dos outros testes precisam ser realizadas. No entanto, qualquer resultado deve ser interpretado sabendo das deficiências de cada investigação em particular.

Tendo passado pelas investigações que estão disponíveis atualmente para refluxo venoso pélvico, agora podemos mencionar alguns dos testes mais especializados que podem ser usados, mas não são necessários na maioria dos casos.

## Testes mais especializados que podem ser usados na síndrome do congestionamento pélvico

Como discutimos anteriormente neste capítulo, e de fato no início deste livro, a síndrome congestiva pélvica abrange um grande número de condições diferentes. Mesmo quando comprovadamente venosas, é possível que possa haver compressão ou obstrução das veias apenas como parte da condição.

Se houver alguma dúvida após a ultrassonografia duplex e outros testes listados acima, os seguintes testes podem ser usados.

## Ultrassom intravascular (USIV)

O ultrassom intravascular (USIV) tem sido um grande aliado no mundo vascular. Em essência, é uma pequena sonda de ultrassom que está situada na ponta de um tubo longo chamado cateter, que pode ser introduzido em um vaso sanguíneo através de um tubo fino chamado cânula.

Sob anestesia local, uma agulha punciona a veia da virilha. Um fio é passado até a agulha, um dilatador é passado sobre isso e um tubo de plástico fino (cânula) inserido na veia. O fio e o dilatador são removidos. O cateter USIV pode então passar pela cânula e para a veia femoral e até as veias pélvicas, na veia cava inferior.

Um raio-x externo pode ser usado se necessário, para verificar exatamente onde está o cateter USIV. O cateter é então retirado com o ultrassom funcionando. Uma imagem do interior da área transversal da veia é então formada. Qualquer compressão da veia pode ser vista em alta resolução como um estreitamento da veia, já que o cateter é puxado para trás através dela.

Embora isso seja coisa de "era espacial", tem algumas desvantagens. Cateteres são de uso único e são caros. Além disso, as investigações geralmente são realizadas com o paciente deitado de costas e, portanto, o estreitamento de algumas áreas pode não ser tão importante. Da mesma forma que a ressonância magnética e a tomografia podem muitas vezes informar que as veias parecem esmagadas ou achatadas quando se está deitado, o USIV também pode passar por isso. O problema é que tal estreitamento pode ser postural e não significativo para o fluxo sanguíneo venoso na atividade normal.

No geral, o USIV dá uma visão fantástica das veias e uma boa medição da área transversal. Ele permite que se veja a parede da veia e muitas vezes pode dar uma boa visão do que está empurrando a veia de fora, se algo estiver fazendo isso. Se uma veia tem que ser angioplastada, ele também pode ser usado após a colocação do stent, para assegurar que o stent foi colocado no lugar certo e tenha tido o efeito adequado na área estreitada.

No entanto, certamente em nossa própria prática, raramente precisamos de USIV, e por isso é um luxo ter um aparelho desses.

Ele é essencial apenas em pacientes complexos, ou pacientes com síndromes comprovadas de compressão, que precisam de avaliações completas antes de tratar compressões venosas.

## Pletismografia a ar (PGA)

A pletismografia a ar é um teste muito útil e barato para medir a função das veias.

Existem protocolos diferentes dependendo do que um médico quer medir. A técnica que é útil para testar se há uma obstrução significativa ou compressão nas veias ilíacas, é a que foi popularizada por Evi Kalodiki e Christopher Latimer.

Na forma mais simples, uma braçadeira cheia de ar é colocada ao redor da perna inferior e inflada a certa pressão para mantê-la no lugar. O paciente é orientado a ficar de pé e a bomba que enche a braçadeira é executada até que ele se estabilize. O paciente então se deita rapidamente elevando a perna. Se possível, isso é feito em uma mesa inclinada e o paciente é inclinado de posição de pé para cabeça para baixo. Se as veias da perna e pelve estiverem abertas e não houver obstrução, a perna esvazia muito rapidamente.

Por outro lado, se houver um estreitamento ou obstrução nas veias da perna ou pelve, o fluxo para fora da perna é impedido. Isso é representado por uma lenta deflação do manguito (Figura 28).

A pletismografia a ar é um excelente teste de triagem para procurar qualquer estreitamento ou obstrução significativa nas veias pélvicas. Embora não mostre a posição exata de onde tal compressão pode estar, é barato e um grande teste funcional. Se for negativo, então não é necessário um exame de imagem caro. Se for positivo, qualquer estreitamento encontrado na imagem subsequente é reconhecido como significativo.

A alternativa seria usar um dos testes de imagem mais caros primeiro. No entanto, qualquer compressão que possa ser identificada ainda precisaria de um teste funcional para ver se era significativa ou não. Portanto, a pletismografia a ar é muito útil se houver alguma suspeita de May-Thurner, LVINT ou qualquer outra compressão ou obstrução da veia ilíaca.

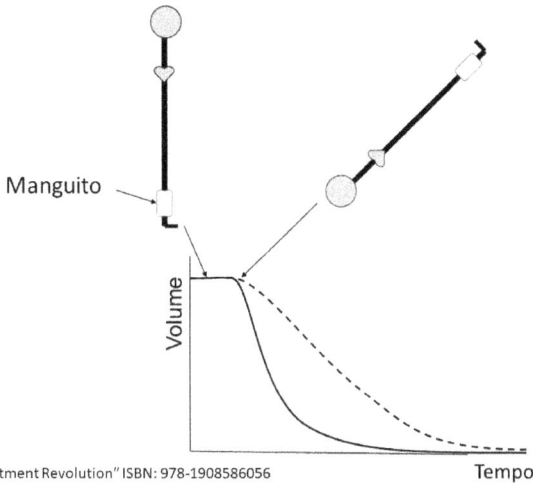

Adaptado de:
"Leg Ulcer Treatment Revolution" ISBN: 978-1908586056

*Figura 28: Diagrama mostrando como a pletismografia a ar é usada para investigar uma possível obstrução do fluxo venoso. Um manguito ao redor da panturrilha mede o volume da perna em pé. O paciente se deita e eleva a perna (ou é inclinado a cabeça para baixo em uma mesa inclinada). Se as veias estiverem abertas, o sangue flui rapidamente, reduzindo o volume da perna rapidamente (linha sólida). Mas se houver uma obstrução, o sangue flui mais lentamente (linha quebrada)*

## Medidas de pressão intravenosas

Na doença arterial, as medidas de pressão intra-arterial são a investigação padrão-ouro para um estreitamento significativo (estenose). Em uma artéria, onde o sangue está em alta pressão e está fluindo rápido, qualquer estreitamento faz com que o sangue acelere. Portanto, a ultrassonografia duplex, baseada em Doppler, pode ver essa área de aumento da velocidade sanguínea.

No entanto, nas artérias, tal estreitamento só é significativo se houver uma queda de pressão. Isso porque a energia do sangue arterial é medida pela quantidade de pressão que há nele. Se houver dificuldade para atravessar uma área estreitada, então há menos energia no sangue para levá-lo aos tecidos.

Portanto, o excesso de velocidade do sangue visto no duplex scan sugere que há um estreitamento, mas apenas as medidas de pressão podem dizer se este é realmente significativo.

Infelizmente, a fisiologia venosa não é a mesma. As pressões venosas são muito baixas e, portanto, tentar medir uma queda na pressão venosa em uma área estreitada é muito difícil. Além disso, veias podem dilatar consideravelmente mais do que artérias. Daí quando os pacientes caminham, não só o fluxo de sangue muda consideravelmente do bombeamento dos músculos das pernas, mas, além disso, veias saudáveis podem dilatar. Se uma veia se dilata, isso obviamente afeta a velocidade do sangue fluindo dentro dela.

Atualmente, pressões venosas são medidas quando o paciente está deitado e não se movendo em uma mesa de Raios-X.

Protocolos podem superar algumas dessas desvantagens, mas pressões intravenosas não têm um papel importante em investigações venosas agora. Existem alguns novos dispositivos, como monitores de pressão intravenosos que podem se tornar muito úteis no futuro. No entanto, eles atualmente não estão disponíveis, exceto em unidades de pesquisa.

Agora explicamos quais investigações estão disponíveis, podemos falar sobre os tratamentos que estão disponíveis para as diferentes apresentações da síndrome congestiva pélvica.

Capítulo 7

# O tratamento da síndrome congestiva pélvica devido a distúrbios venosos pélvicos

## Princípios de tratamento

Quando pensamos no tratamento das condições pélvicas, mais uma vez precisamos voltar ao problema de que existem muitas apresentações diferentes e também causas subjacentes diferentes para essas apresentações.

Portanto, para torná-lo o mais simples possível, vamos dividir a seção de tratamento em duas áreas principais.

Neste capítulo, abordaremos os princípios de tratamento das anormalidades venosas encontradas em pacientes com síndrome congestiva pélvica e que apresentam uma causa venosa. Portanto, esses pacientes têm o diagnóstico de distúrbios venosos pélvicos. Depois de discutirmos os princípios, seguiremos as formas práticas em que esses princípios são alcançados com nosso protocolo de tratamento atual (incorporado como parte da veia pélvica do Protocolo Whiteley).

No próximo capítulo, passaremos pelo processo de tomada de decisão para diferentes pacientes com diferentes apresentações da síndrome congestiva pélvica e diferentes problemas subjacentes. Isso deve tornar mais claro o processo de como usamos os princípios do Protocolo Whiteley.

## Então, vamos começar com os princípios básicos do tratamento

Uma vez sugerida a síndrome congestiva pélvica (SCP), e a causa dos sintomas apresentados (1A, 1B) ou sinais (2A, 2B) for confirmada como provável distúrbio venoso pélvico (DVeP) com ultrassonografia duplex scan venosa transvaginal, protocolo Holdstock-Harrison, com a extensão transabdominal usando o protocolo Holdstock-White, o tratamento pode ser planejado. Se houver alguma dúvida no diagnóstico, outras investigações podem ser solicitadas, como no capítulo anterior.

## No entanto, em princípio:

- Nos raros casos de obstrução venosa (oclusão completa ou estreitamento significativo devido a compressão ou patologia intravenosa) - a obstrução precisa ser tratada primeiro.

- Uma vez tratada, pode ser feita uma reavaliação para verificar se é necessário outro tratamento para o refluxo.

- Na maioria dos casos, existe apenas refluxo venoso e, portanto, a prioridade é a correção da estase venosa, tratada ao mesmo tempo que o refluxo venoso na maioria dos casos.

- Se houver comunicação de varizes pélvicas para varizes significativas nos lábios, vulva, vagina, períneo ou pernas, elas serão tratadas no final de todos os outros tratamentos.

Como em todas as condições médicas, precisamos considerar tratamentos conservadores inicialmente e depois passar por tratamentos médicos antes de passar para tratamentos de intervenção. Essa é a abordagem padrão na medicina, seguindo os princípios "não faça mal".

No entanto, a maioria dos pacientes que nos procura já passou pela maioria dos tratamentos conservadores e médicos, mais comumente porque essa abordagem faz parte de um "tiro no escuro", realizado por médicos que eles consultaram anteriormente e que não têm certeza quanto ao diagnóstico.

## Tratamentos conservadores

Tratamentos conservadores em termos médicos significam tratamentos com pouco ou nenhum risco. Como tal, geralmente significa coisas que você pode fazer ou, às vezes, medicamentos que você pode tomar.

Como discutimos anteriormente, a síndrome congestiva pélvica geralmente é causada por refluxo venoso nas veias gonadais e/ou ilíaca interna, raramente é causada por obstrução venosa e, se houver o refluxo e/ou obstrução, tem associado estase venosa nas veias pélvicas.

Como o refluxo e a obstrução são físicos, é improvável que tratamentos conservadores tenham muito efeito, exceto nos casos mais leves. No entanto, é sensato tentar esses tratamentos conservadores se os sintomas ou sinais não forem muito graves e o paciente estiver preparado para gastar tempo e dinheiro para ver se eles funcionarão.

## Posição, massagem pélvica e compressão

Claramente, a partir do entendimento da anatomia das veias pélvicas e de como elas funcionam, conforme descrito nos capítulos 3 e 4, deitar um paciente de maneira plana e elevar suas pernas interromperá o refluxo venoso nas veias pélvicas e também ajudará a eliminar a estase venosa nas varizes da pelve. Este é um bom teste para a síndrome congestiva pélvica. Existem algumas áreas do mundo onde diferentes formas de massagem pélvica também foram desenvolvidas, para tentar manter a estase venosa e o refluxo em um grau mínimo.

No entanto, no dia-a-dia da maioria das pessoas, é impossível continuar deitado e elevando as pernas ou fazendo massagem pélvica, mesmo que funcione para o indivíduo. Se, no entanto, o problema for realmente obstrução, é improvável que essas manobras façam alguma diferença.

Recentemente, houve um trabalho publicado na Rússia sugerindo que calças de compressão podem ajudar. Calças de compressão que dão compressão à vulva e à área perineal, bem como compressão ao abdômen anterior, parecem ser capazes de ajudar com os sintomas da síndrome congestiva pélvica.

Como muitas das veias envolvidas na síndrome congestiva pélvica se localizam profundamente na pelve, esse resultado é um pouco surpreendente. Além disso, a pressão no abdome inferior também pressionará a bexiga e o intestino. Em alguns pacientes, isso pode causar frequência urinária e alterações no hábito intestinal. No entanto, se o aumento da pressão intra-abdominal e pressão na pelve por compressão na parte frontal do abdome inferior for significativo, essa pode ser uma maneira barata e simples de melhorar os sintomas em alguns pacientes.

Atualmente, estamos realizando um estudo randomizado na Clínica Whiteley, apoiado por um prêmio de pesquisa da Bauerfeind para verificar se podemos confirmar esses achados. Esses resultados devem estar disponíveis em 2022-2023.

Assim como nas meias de elastocompressão para as pernas com varizes ou outras condições venosas, como úlceras nas pernas, a compressão só ajuda enquanto a roupa de compressão estiver no lugar. Assim que é removida, o refluxo venoso subjacente continua e a estase venosa se acumula. Como tal, não é um tratamento da doença, mas um alívio sintomático enquanto a roupa está sendo usada.

## Medicação

Muitos pacientes usam analgesia simples para qualquer dor em casa e geralmente esgotam essa opção antes de procurar tratamento especializado.

O acetato de medroxiprogesterona tem sido utilizado como comprimido oral, com alguma melhora em pacientes com síndrome congestiva pélvica comprovadamente devida ao refluxo venoso pélvico. Isso não afeta o refluxo, mas afeta os neurotransmissores liberados como parte do processo inflamatório. Portanto, isso pode ajudar no alívio dos sintomas, embora, é claro, não chegue à causa subjacente. Como tal, mais uma vez deve ser reconhecido que este é um alívio sintomático e não uma cura.

Trabalhos recentes foram publicados sobre a fração de flavonóides micropurificada (FFMP), derivada de frutas cítricas. Esse grupo de produtos químicos tem sido usado em todo o mundo e provou ter um efeito positivo nos sintomas de varizes e úlceras venosas. Em grande parte, parece atuar reduzindo a inflamação causada por distúrbios venosos. Existem alguns outros possíveis efeitos interessantes que estão sendo estudados.

Mais uma vez, as FFMPs podem ajudar a aliviar os sintomas em pacientes com síndrome congestiva pélvica devido ao refluxo venoso pélvico e estase venosa. No entanto, ele não cura a condição e é provável que os sintomas retornem assim que o medicamento for interrompido.

# Tratamento intervencionista da síndrome de congestão pélvica devido a distúrbios venosos pélvicos

Ao pensar nos tratamentos intervencionistas, precisamos separar o tratamento do refluxo da veia pélvica que causa a síndrome de congestão pélvica da obstrução que causa o mesmo. A estase é comum ao refluxo e à obstrução e, portanto, não precisa de tratamento específico.

Pesquisas realizadas há mais de 20 anos na Clínica Whiteley mostraram que a grande maioria dos pacientes que sofrem de síndrome congestiva pélvica (SCP) devido a distúrbios venosos pélvicos (DVeP) tem o refluxo das veias pélvicas como causa subjacente. Portanto, vamos nos concentrar no tratamento intervencionista do refluxo da veia pélvica primeiro.

## Princípios de ablação venosa para refluxo

Antes de começar a discutir tratamentos intervencionistas, é importante entender por que eliminamos as veias para curar pacientes.

Muitos pacientes perguntam, temerosos, se fecharmos permanentemente uma veia, "para onde o sangue irá? ". Este é um equívoco comum e muitas vezes é mal compreendido, mesmo por médicos que realizam tratamentos venosos! Você costuma ouvi-los dizer que "o sangue encontrará outro caminho". Se você ouvir isso, tenha grandes preocupações com a pessoa com quem está falando!

Com relação ao refluxo das veias pélvicas, examinaremos o argumento passo a passo para que você entenda a lógica do motivo pelo qual as veias precisam ser permanentemente removidas. No final, você também entenderá por que é essencial apenas eliminar as veias com refluxo comprovado. É por isso que você deve ter muito cuidado com o teste usado e por que o diagnóstico somente por ressonância magnética, RMV e tomografia computadorizada e até venografia é uma preocupação.

A primeira coisa a considerar é que as veias estão drenando o sangue dos órgãos e retornando ao coração. Como tal, todas as veias pélvicas devem fluir para cima (Figura 29). Como mostramos antes, o sangue normalmente não flui para cima contra a gravidade e já discutimos nos capítulos anteriores como o sangue é bombeado dessa maneira. Não repetiremos isso, mas apenas aceitaremos que o sangue está fluindo para cima contra a gravidade.

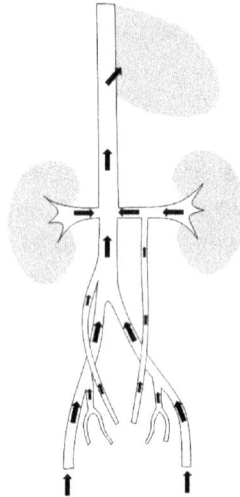

Fig 29

Figura 29: Direção normal do fluxo de sangue venoso nas veias pélvicas

Vamos considerar o caso simples em que a veia gonadal esquerda de uma mulher se tornou incompetente. Por ser mulher, a veia gonadal em questão é a veia ovariana esquerda. Isso é representado na Figura 30.

Considerando a situação normal, em que todas as veias pélvicas são competentes, como na Figura 29, podemos ver que todo o sangue que entra nas veias pélvicas pelas pernas e todo o sangue que sai dos órgãos pélvicos para as veias pélvicas irão passar pela as veias pélvicas relevantes para chegar ao coração. O sangue venoso das pernas sobe pelas veias ilíacas para a veia cava inferior diretamente para o coração. O sangue venoso das profundezas da pelve passa pelas veias ilíacas internas, para as veias ilíacas comuns e mais uma vez através da veia cava inferior para o coração. O sangue venoso do útero dos ovários e órgãos adjacentes passa pelas veias ovarianas, atingindo a veia cava inferior (à esquerda pela veia renal esquerda) e passando para o coração.

Essa é a situação normal e 100% do sangue venoso das pernas e da pelve volta ao coração.

Agora, vamos considerar a veia ovariana esquerda incompetente e com refluxo na Figura 30.

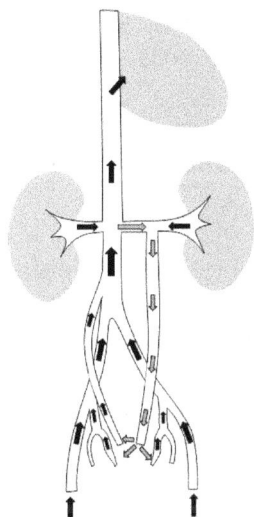

Fig 30

*Figura 30: Refluxo da veia ovariana esquerda em uma mulher. Refluxo de sangue para baixo pela veia ovariana esquerda e em várias tribu-tárias na pelve. Estas se dilatam e se tornam varicosas na pelve, en-quanto o sangue venoso flui para as veias competentes, para retornar ao coração.*

Mais uma vez, todo o sangue das pernas passa pelas veias ilíacas e entra na veia cava inferior. A maioria irá então para o coração. No entanto, alguns se desviam para a veia renal esquerda, refluindo pela veia ovariana esquerda incompetente. O sangue venoso do rim esquerdo também flui pela veia ovariana esquerda incompetente. O sangue venoso das profundezas da pelve fluirá pelas veias ilíacas internas para as veias ilíacas comuns e depois pela veia cava inferior.

Novamente, a maior parte volta ao coração, mas algum volume pode se desviar para a veia renal esquerda e refluir pela veia ovariana esquerda. O sangue venoso no lado direito dos órgãos pélvicos fluirá pela veia ovariana direita para a veia cava inferior. Mais uma vez, a maioria voltará ao coração, mas algo refluirá pela veia ovariana esquerda.

Como tal, agora podemos ver que, embora 100% do sangue comece a fluir pelas veias em direção ao coração, certa porcentagem refluirá na veia ovariana esquerda. Vamos supor que isso seja 5% do volume total. Isso significa que o coração recebe apenas 95% do sangue esperado e 5% voltam pela veia ovariana esquerda.

Há tanto sangue voltando ao coração de todas as veias do corpo, que o coração não percebe uma redução tão pequena no sangue venoso voltando a ele.

No entanto, o refluxo de sangue pela veia ovariana esquerda, que deve levar o sangue venoso para longe da pelve, causa efeitos dramáticos. O sangue em refluxo afeta as veias do lado esquerdo da pelve, esticando as paredes das veias e causando um aumento repentino de pressão. Isso pode causar inflamação e, se houver inflamação suficiente, pode causar dor. Além disso, as veias se dilatam na pelve para acomodar esse sangue, causando estase venosa.

Obviamente, esta é uma situação dinâmica. Com 5% do volume de sangue descendo pela veia ovariana esquerda para a pelve, as veias competentes que drenam a pelve devem levar ainda mais sangue ao coração. Agora elas precisam lidar com 105% do fluxo sanguíneo venoso habitual, ou seja: todo o sangue venoso que elas precisam carrear MAIS os 5% que já passaram pelas veias, mas voltaram a refluir na pelve.

Esse sangue em refluxo deve passar pelas redes venosas pélvicas para ser coletado pelas veias pélvicas competentes. Nesse caso, as veias ilíacas internas de ambos os lados e a veia ovariana direita, para se unir à rota normal do fluxo sanguíneo venoso dessas veias (Figura 30).

Portanto, como observado acima, isso agora significa que as veias ilíacas internas e as veias ovarianas direitas não estão apenas transportando 100% de seu próprio sangue, também estão tendo que se dilatar para acomodar o sangue extra do refluxo da veia ovariana esquerda. Além disso, as redes venosas da pelve se dilatam (tornam-se "varicosas"), devido ao aumento do volume de sangue que cai pela veia ovariana esquerda e flui para outras veias competentes. É assim que as "varizes pélvicas" se formam.

Quanto mais tempo isso acontecer, maiores serão as veias varicosas pélvicas, mais a veia ovariana se dilatará, aumentando o refluxo venoso e mais as veias ilíacas internas e a veia ovariana direita terão que trabalhar para lidar com o sangue em refluxo. À medida que as varizes pélvicas se dilatam, ocorre mais inflamação e um volume crescente de sangue em estase se acumula nas varizes pélvicas, aumentando as chances e a gravidade de qualquer dor pélvica ou outros sintomas internos.

## Então, qual é a maneira lógica de tratar isso?

É lógico tentar usar métodos ou medicamentos conservadores?

Nenhum desses métodos corrige o problema subjacente - que é a incompetência da veia ovariana esquerda. De fato, se deixada sozinha, a incompetência só piora à medida que a veia se dilata e mais refluxo sanguíneo desce, piorando a situação clínica. Essas medidas e medicamentos conservadores nem sequer impedem essa deterioração.

Obviamente, em um mundo perfeito, faríamos com que as válvulas da veia ovariana esquerda funcionassem novamente. Isso tornaria a veia ovariana esquerda competente, restaurando a função normal.

Infelizmente, isso é impossível com a tecnologia e conhecimento disponíveis.

Portanto, o melhor que podemos fazer atualmente é bloquear permanentemente a veia ovariana esquerda (Figura 31).

Se pudermos eliminar permanentemente essa veia, a função de todas as outras veias retornará ao normal. O sangue venoso do rim esquerdo agora pode fluir através da veia renal esquerda para a veia cava inferior sem ser desviado. O sangue das pernas pode ir direto para as veias ilíacas, a veia cava inferior e tudo chega ao coração. O sangue venoso da pelve profunda pode subir pelas veias ilíacas internas de cada lado, se unindo ao fluxo sanguíneo das pernas, atingindo novamente o coração. O sangue da veia ovariana direita une-se da mesma forma à veia cava inferior e atinge o coração.

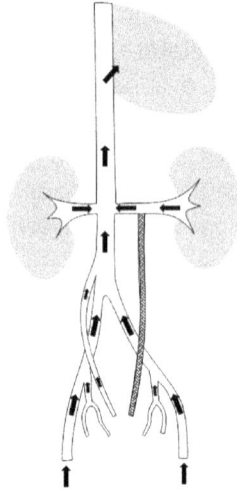

Fig 31

*Figura 31: O melhor tratamento atualmente é bloquear permanentemente a veia do ovário esquerdo, parando o refluxo. Isso permite que todas as veias competentes voltem à sua função normal. Agora elas têm que drenar um pouco mais sangue do que quando a veia ovariana esquerda estava funcionando normalmente, MAS isso é muito menos do que o montante que tinham que carregar quando drenavam todo esse sangue E todo o sangue refluído na veia ovariana esquerda incompetente.*

Mais uma vez, a ordem é restaurada e 100% do sangue venoso atinge o coração.

Assim, embora tenhamos eliminado permanentemente a veia ovariana esquerda, restauramos o fluxo de sangue venoso de volta ao normal sem efeitos prejudiciais para o corpo. De fato, revertemos os efeitos prejudiciais às veias e órgãos pélvicos que estavam sendo causados pelo refluxo venoso na veia ovariana esquerda.

Você pode pensar que essas veias competentes agora estão tendo que "trabalhar mais" para coletar mais sangue do que o habitual, para compensar a retirada da veia ovariana esquerda do sistema. No entanto, o inverso é verdadeiro. Depois que a veia ovariana esquerda incompetente é removida, as veias competentes precisam apenas fazer seu trabalho normal, além de um pouco mais para compensar a falta da veia ovariana esquerda. Isso é consideravelmente menor do que essa quantidade de sangue E todo o sangue venoso que reflui pela veia ovariana esquerda incompetente.

É importante observar que esse argumento só é válido se a veia correta foi fechada (eliminada).

Se tivéssemos fechado uma veia que estava funcionando normalmente (era competente), teríamos piorado a situação. Se tivéssemos deixado uma veia incompetente sem tratamento, novamente a situação pioraria com o tempo. É por isso que é tão importante garantir que a investigação correta foi realizada e o tratamento correto planejado.

Vemos um número muito grande de pacientes na Clínica Whiteley que foram informados de que tiveram "embolização das veias pélvicas" em outro lugar, apenas para descobrir que, quando realizamos o duplex venoso transvaginal com o protocolo Holdstock-Harrison, a veia errada foi tratada ou foi tratada inadequadamente. A razão usual para isso é usar ressonância magnética / RMV, tomografia computadorizada ou venograma para diagnosticar a síndrome congestiva pélvica (consulte o capítulo anterior) ou, às vezes, ablação incorreta, com a veia bloqueada muito alta e não na parte inferior da veia (veja mais adiante).

## Como fechamos permanentemente (eliminamos) uma veia pélvica?

Antes de discutirmos as veias pélvicas, devemos revisar as lições que aprendemos nos últimos 20 anos sobre o tratamento de varizes nas pernas. Assim como no capítulo sobre imagem, as lições que aprendemos no tratamento de varizes nas pernas têm relevância direta para o sucesso do tratamento das veias pélvicas.

Desde a década de 1890, os médicos vinham tratando varizes nas pernas por cirurgia aberta. Esse processo incluiu cortar a pele e os tecidos superficiais, identificar a veia alvo e amarrá-la com uma ligadura cirúrgica.

Infelizmente, isso não funciona na maioria dos casos. Normalmente, o bloqueio se rompe e a veia se reconecta.

Em meados do século 20, os médicos amarraram a veia e depois a retiraram. O processo de pensamento foi que, se a veia não estava apenas amarrada em uma extremidade, mas também avulsionada, não seria capaz de se reconectar se a sutura da ligação dissolvesse ou rompesse. No entanto, uma pesquisa premiada da Clinica Whiteley em 2005, publicada em 2007, mostrou que a remoção de uma veia da perna geralmente resulta em um novo crescimento ao longo do tempo. Quando volta a crescer, mostramos que volta a crescer sem válvulas. Assim, quando ele cresce novamente, torna-se apenas uma veia varicosa mais uma vez.

Em março de 1999, Judy Holdstock e eu realizamos a primeira cirurgia endovenosa no Reino Unido. Utilizando um cateter de radiofrequência, guiado na veia da perna com ultrassom, aquecemos a parede da veia a 85° C, destruindo permanentemente a veia. Em 2004, publiquei os princípios de como a quantidade correta de calor destrói uma parede da veia, levando ao fechamento permanente por fibrose, e como o calor inadequado causa o fechamento temporário por coágulo (trombose), apenas para reabrir novamente quando o coágulo se dissolver.

Embora o trabalho inicial tenha sido com a ablação por radiofrequência, mostramos posteriormente que podemos fechar as veias com mais elegância com outros métodos de aquecimento das veias. Através do nosso departamento de pesquisa, mostramos que diferentes dispositivos a laser podem ser usados para aquecer a veia por dentro (ablação endovenosa a laser) e recentemente introduzimos o microondas (ablação endovenosa por microondas).

Em maio de 2019, introduzimos uma maneira totalmente não invasiva de aquecer as veias com o ultrassom focado em alta intensidade (UFAI ou ecoterapia). Todos eles são bem sucedidos porque usam calor para desnaturar proteínas e matar as células na parede da veia. Conforme minha hipótese em 2004, é a morte das células na parede da veia que causa a ablação venosa permanente.

Muitos médicos tentaram substituir essa técnica de aquecimento por um método químico de injeção chamado escleroterapia com espuma. Estudamos isso em detalhes e, embora a escleroterapia com espuma funcione em veias pequenas com paredes finas, ela causa coágulos em veias maiores com paredes mais espessas. Como o sangue não flui em uma veia coagulada (trombosada), ele parece ter sido fechada (eliminada) com sucesso no ultrassom duplex scan em curto prazo.

No entanto, o coágulo desaparece lentamente e a veia se abre novamente em longo prazo. Obviamente, quando é reaberta, ainda é incompetente. Portanto, esse "fechamento", embora pareça bem sucedido no curto prazo, não é um fechamento permanente. Assim sendo, a veia com coágulo (trombose), é temporariamente fechada - mas não "eliminada". Nas pernas, veias com coágulos podem causar manchas marrons na pele, embora isso obviamente não seja um problema nas veias profundas da pelve. No entanto, o fracasso da ablação em longo prazo, é.

Tudo acima é explicado em detalhes no meu livro "Revolução no tratamento de úlceras da perna".

A relevância desta explicação para as veias pélvicas é que as veias gonadais e as veias ilíacas internas são veias grandes com paredes espessas.

Dessa forma, usando os princípios que desenvolvemos e comprovamos na Clínica Whiteley nos últimos 20 anos, sabemos que o tratamento do refluxo da veia gonadal ou da veia ilíaca interna requer algo semelhante à energia térmica da termoablação endovenosa. Também sabemos que a escleroterapia com espuma guiada por ultrassom é insuficiente e causará apenas coágulos nas veias, que têm uma chance muito alta de reabertura posteriormente.

Nos últimos 20 anos, nossa pesquisa contínua nos levou a elaborar um protocolo para médicos e tecnólogos vasculares que trabalham na Clínica Whiteley para garantir que eles estejam usando os métodos ideais de investigação e tratamento de diferentes doenças venosas. Não é de surpreender que chamemos isso de "Protocolo Whiteley".

## A abordagem do Protocolo Whiteley para o tratamento do refluxo venoso pélvico

Devido ao tamanho das veias ilíacas interna e gonadal e à espessura de suas paredes, idealmente gostaríamos de usar o calor para fechar essas veias. As varizes menores na pelve, que são esticadas pelo refluxo venoso dessas veias maiores, têm paredes mais finas e podem ser tratadas por escleroterapia com espuma. No entanto, se estes forem preenchidos com escleroterapia com espuma e o principal refluxo venoso que os causou não for corrigido ao mesmo tempo, essas veias serão reabertas novamente no futuro.

Portanto, os princípios são claros. Precisamos parar primeiro o refluxo venoso nas principais veias (ilíaca interna e gonadal) e depois usar a escleroterapia com espuma nas pequenas varizes pélvicas, incluindo as que se comunicam com as pernas, vulva, vagina etc.

Infelizmente, como as veias gonadais e as veias ilíacas internas são cercadas por estruturas sensíveis como artérias, ureteres (os tubos do rim à bexiga que transportam a urina), intestino, bexiga, vagina e nervos pélvicos, seria uma loucura tentar fechá-las com calor usando qualquer um dos dispositivos de ablação térmica disponíveis. Embora inacreditavelmente alguns médicos tenham tentado essas técnicas, só podemos supor que o fazem porque não compreendem a biologia e a anatomia das veias. É seguro usar calor nas veias das pernas, porque podemos cercá-las com anestésico local, o que impede a transferência de calor. Isso é chamado de tumescência. No entanto, não podemos fazer isso nas veias pélvicas que estão profundamente dentro do corpo.

Portanto, temos que fechar permanentemente (bloquear) essas veias usando alguma outra técnica que não exija calor. Existem várias técnicas diferentes que foram relatadas. Vamos agora analisar isso.

## Tratamentos para eliminar permanentemente as veias pélvicas com refluxo

O tratamento mais difundido para a ablação de veias pélvicas incompetentes é a embolização usando molas de metal. Elas foram projetadas para serem colocadas dentro de uma veia ou artéria com a intenção de bloqueá-las permanentemente (Figura 32).

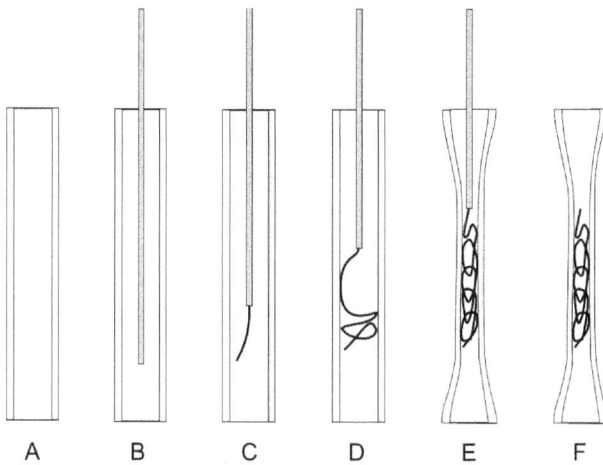

Fig 32

Figura 32: Diagrama mostrando como as molas de embolização são colocadas nas veias pélvicas. A representa uma seção incompetente da veia a ser tratada. Um cateter é colocado na veia (B) e, quando no lugar certo, uma mola de embolização é implantada (C , D, E ). Quando a mola emerge do cateter, ela se enrola, irritando a parede da veia e causando espasmo (E). Uma vez implantada, o cateter é removido e a mola é incorporada na veia pela força radial das molas e espasmo da parede da veia.

As molas de embolização são usadas há cerca de 40 anos e têm uma história muito longa, demonstrando segurança dentro do corpo. Elas são feitas de metal, geralmente um metal inerte, como a platina. Infelizmente, isso significa que elas são caras. A estrutura real das molas varia de fabricante para fabricante. No entanto, os princípios de como elas funcionam permanecem os mesmos. Elas são empacotadas em um tubo muito fino chamado cateter. Isso pode ser posicionado em uma veia com controle de raios-X. Quando em posição, a mola pode ser empurrada para fora da extremidade do cateter, onde se enrola dentro da veia (Figura 32). As molas de metal irritam a parede da veia, causando espasmos. Algumas molas têm fibras tecidas para aumentar a irritação.

Uma característica adicional de algumas molas é que elas podem ser retiradas de volta para o tubo se o médico não estiver satisfeito com a posição dela durante esta colocação.

Embora as molas sejam feitas de metal muito fino, quando elas enrolam, o diâmetro da curva da mola pode ser determinado. Isso permite que os médicos escolham qual o tamanho do diâmetro da mola que desejam usar. O diâmetro da mola é escolhido para ser muito maior que o diâmetro da veia. Dessa forma, a mola empurra com força a parede da veia e é altamente improvável que ela se mova.

A biologia da interação entre a mola e a veia seja muito interessante, ainda não foi totalmente pesquisada. O que está claro é que, se a mola for removida logo após ser colocada, a veia sairá do espasmo e poderá voltar ao normal. No entanto, sabemos que, se a mola for mantida no local por muitos meses, a veia é destruída e é considerado um fragmento tecido ao redor da mola. Portanto, em algum momento entre alguns dias e muitos meses, a veia morre e fica permanentemente eliminada porque a mola está no lugar.

Alguns pacientes perguntam se molas absorvíveis podem ser usadas. Eles gostam da ideia de que as molas não são permanentes. No entanto, isso não é uma boa ideia, pois é como ter uma substituição do quadril absorvível! A mola é necessária para manter o processo biológico da fibrose. Se a mola se dissolver antes que o processo seja concluído, os sintomas ou sinais ocorrerão novamente e o procedimento terá falhado. Se isso acontecesse, ou o paciente recuperaria todos os problemas originais novamente ou o risco seria que a veia fosse reaberta e o procedimento teria que ser repetido.

Outros pacientes perguntam se as molas podem ser removidas. Uma vez que uma mola esteja profundamente incorporada e a veia comece a fibrose em torno dela, é praticamente impossível removê-la. Se não fosse esse o caso, estaríamos sempre preocupados que as molas pudessem se mover dentro do corpo.

A taxa de sucesso da embolização com molas é muito alta e publicamos nossos próprios resultados a curto e longo prazo, mostrando nossa taxa de sucesso. É muito raro haver uma complicação e, nos milhares que colocamos em prática, só tivemos alguns que se deslocaram e migraram pelas veias. Felizmente, estes foram os primeiros de nossa experiência e, com o aumento do conhecimento de como executar os procedimentos, não vemos essa complicação há muitos anos.

No entanto, como em todos os procedimentos, é importante

executar a técnica perfeitamente e colocar essas molas bem no fundo da veia e não deixá-las perto do topo. Nesta situação, elas são mais propensas a se mover, e também não tratam o refluxo mais baixo na veia. Como descrito anteriormente, nossa pesquisa mostrou que o refluxo começa na parte inferior da veia e, portanto, é aqui que a mola deve ser colocada (Figura 33). Esse princípio é o mesmo sobre se a veia ovariana ou a veia ilíaca interna está sendo embolizada com as molas.

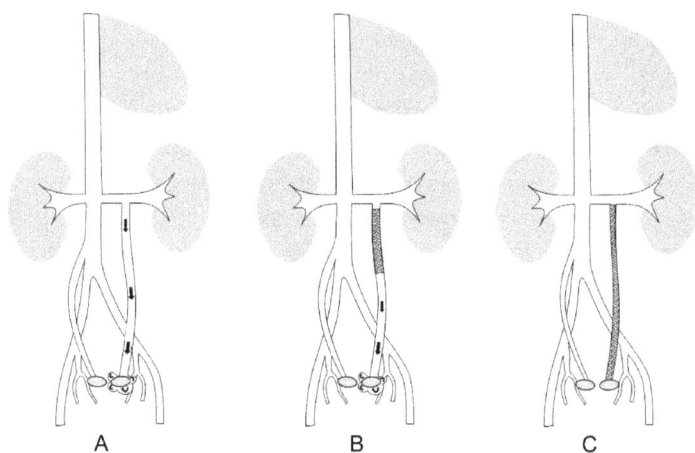

Fig 33

*Figura 33: O refluxo ovariano esquerdo (A) geralmente é tratado inad-equadamente por médicos inexperientes no tratamento de congestão pélvica, que frequentemente deixam as molas de embolização muito altas na veia (B). Isso aumenta o risco das molas se moverem para as veias principais e depois para o coração e pulmões (embolização) e também falha em tratar o refluxo mais abaixo na veia incompetente. A embolização correta inclui a parte distal da veia a ser tratada (C).*

As três causas mais comuns de falha do tratamento que vemos quando os pacientes chegam até nós, dizendo que já tiveram "embolização com mola" em outras clínicas, são:

- As veias erradas foram tratadas porque os médicos usaram ressonância magnética, tomografia computadorizada ou venografia e usaram o tamanho da veia em vez de usar o duplex para procurar refluxo.

- As molas foram colocadas muito altas na veia, permitindo que o refluxo continue mais baixo na veia e as varizes na pelve permanecem sem tratamento.

- Apenas as veias gonadais (ovarianas em mulheres) foram tratadas porque são mais fáceis e mais longas de tratar, e a causa real do problema do refluxo da veia ilíaca interna foi deixada sem tratamento.

Por fim, também publicamos uma pesquisa mostrando que agora tivemos pacientes que tiveram embolização com molas das veias pélvicas e, posteriormente, engravidaram. Até o momento, todas as pacientes que passaram pela gravidez tiveram gestações bem-sucedidas, sem molas se movendo significativamente durante a gravidez nem o parto. Vimos apenas uma paciente em que uma mola havia se movido em direção à veia principal durante a gravidez e, portanto, ela foi removida e substituída após o parto. Este foi um procedimento realizado com anestesia local simples, realizado usando a mesma abordagem da embolização original, conforme descrito abaixo.

## Técnica de embolização com molas das veias pélvicas

Para que as molas atuem, um ponto importante precisa ser mencionado. Muitos pacientes, quando começamos a falar sobre embolização das veias pélvicas, presumem que a agulha será colocada na virilha. Esta é provavelmente uma suposição lógica para o paciente, pois a virilha está próxima à pelve.

No entanto, se você considerar a anatomia das veias gonadais e das veias ilíacas internas, verá que todas correm de baixo para cima, com as extremidades abertas apontando para cima em direção ao coração.

Portanto, se o procedimento foi realizado a partir da virilha, há várias curvas acentuadas que precisariam ser negociadas para que o cateter se encaixe (Figura 34). Quando começamos a executar esses procedimentos em 2000, nossa experiência foi de que os médicos que usavam a abordagem femoral geralmente não conseguiam implantar as molas exatamente onde necessárias.

Uma abordagem muito mais sensata é passar o cateter vindo de cima pela veia. É por isso que sempre usamos a abordagem da veia

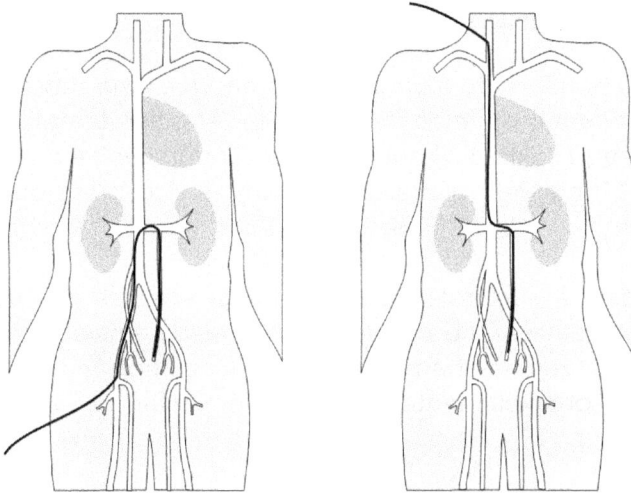

Fig 34

*Figura 34: Diagrama mostrando porque usamos a abordagem transjugular para realizar embolização de veia pélvica. A abordagem femoral (diagrama esquerdo) através da virilha faz com que o cateter deva passar pelas veias, executar uma curva em "U" e depois ser empurrado pela veia alvo. Uma abordagem muito mais fácil que permite muito mais controle do posicionamento do cateter é a abordagem transjugular (diagrama à direita). Nesse caso, o cateter fica mais ou menos reto, tornando muito mais fácil o controle e, portanto, mais propenso a obter um bom resultado para o paciente.*

jugular direita (Figura 34).

Em 2000, desenvolvemos a abordagem transjugular para embolização das veias pélvicas e, em 2014, começamos a realizá-la como um procedimento anestésico local de entrada e saída em nossa clínica em Bond Street, Londres.

Os pacientes entram, realizam o procedimento com anestesia local sem a necessidade de sedação e voltam para casa 2-3 horas após a chegada. Publicamos nossos resultados nos dois primeiros anos de execução deste procedimento, mostrando que ele é perfeitamente seguro e eficaz quando nosso protocolo é usado.

## Escleroterapia com espuma

Escleroterapia é o nome dado a um processo em que uma substância é injetada na veia com o objetivo de destruí-la. A escleroterapia vem literalmente do grego "Skleros", que significa "endurecer", e a versão latina do grego "Therapia", que significa "um serviço prestado aos doentes".

Durante décadas, a escleroterapia líquida foi injetada nas veias com a ideia de destruí-las. Embora seja bem sucedida em veias muito pequenas, como varizes nas pernas, isso não funcionou muito bem em veias maiores, principalmente naquelas com mais de 3mm de diâmetro.

A razão para isso é porque o sangue destrói o agente esclerosante. Moléculas de esclerosante são detergentes que funcionam por ligação a gordura e proteína. Como as paredes celulares possuem gordura e proteína, o detergente se liga às paredes celulares nas paredes da veia, com o objetivo de destruir a própria veia. Infelizmente, o sangue está cheio de células (glóbulos vermelhos, glóbulos brancos, plaquetas), além de gordura e proteína. Portanto, se o sangue se misturar com o fluido de escleroterapia, o fluido de escleroterapia é completamente inativado.

Portanto, se a escleroterapia líquida é injetada em uma veia grande, a escleroterapia simplesmente se mistura com o sangue, causando um coágulo. Isso não danifica a parede da veia. Uma vez resolvido o coágulo, a veia ainda está presente. Não apenas o tratamento falha, mas o processo de obtenção de um coágulo, seguido pela resolução do coágulo, geralmente deixa também uma mancha marrom na pele! Essa mancha marrom é chamada de "hemossiderina".

Em 1993, o Dr. Juan Cabrera patenteou uma versão da escleroterapia para contornar esses problemas chamados "microespuma", que agora é chamada escleroterapia por espuma. Ele misturou o líquido esclerosante com o ar para formar uma espuma, com uma consistência semelhante à espuma de barbear. Quando isso é injetado em uma veia maior, o sangue é deslocado, permitindo que a escleroterapia destrua a parede da veia. Esta parecia ser a resposta para tratar veias maiores.

Logo ficou claro que injetar ar nas veias não era uma boa ideia.

Portanto, em boas clínicas de veias, o gás foi alterado do ar para uma combinação de dióxido de carbono e oxigênio, ou apenas dióxido de carbono. Esses gases são seguros para serem injetados nas veias. Uma pesquisa publicada na Clínica Whiteley mostrou que não é realmente o tamanho da veia que importa, mas a espessura da parede da veia. Mostramos que os efeitos da escleroterapia podem penetrar apenas cerca de 0,2 mm na parede da veia.

Isso significa que, se a parede da veia tiver 0,2 mm de espessura ou menos, a escleroterapia com espuma terá uma chance de funcionar. No entanto, se a parede da veia for mais espessa do que isso, apenas as células na parte interna da parede da veia serão mortas pela escleroterapia com espuma, e não as células mais afastadas na parede. Isso oferece uma grande chance de formação de coágulos na veia, seguida pela reabertura da veia no futuro (Figura 35).

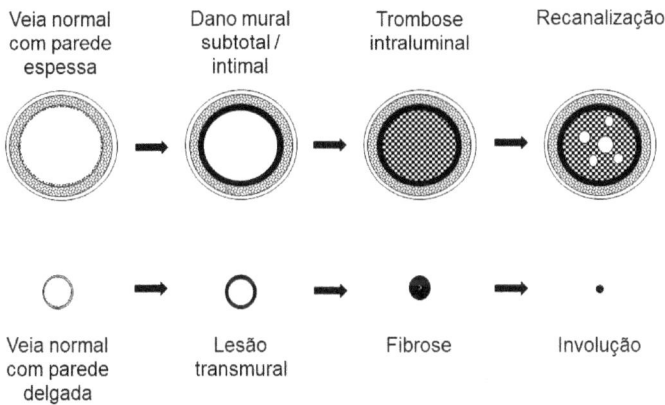

Fig 35

Veia normal com parede espessa → Dano mural subtotal / intimal → Trombose intraluminal → Recanalização

Veia normal com parede delgada → Lesão transmural → Fibrose → Involução

Reproduzido de: "Leg Ulcer Treatment Revolution" - ISBN: 978-1908586056

*Figura 35: Diagrama mostrando os efeitos da escleroterapia com espuma na parede da veia, em veias com paredes espessas (linha superior) e paredes finas (linha inferior). Se a parede da veia for espessa (> 0, 2 mm), a escleroterapia mata apenas as células no aspecto interno da parede da veia. O sangue que flui na veia vai coagular. As células vivas na parte externa da parede da veia então trabalharão com as células do coágulo sanguíneo para recanalizar (reabrir) a veia. A escleroterapia com espuma de veias com paredes finas (<0,2 milímetros) mata todas as células na parede da veia, que leva à fibrose de toda a veia e desaparecimento por involução de toda a veia tratada.*

As veias gonadais na pele têm espessuras de parede na região de 0,5 mm, assim como as veias ilíacas internas. Como tal, a escleroterapia com espuma não é uma alternativa viável à embolização com molas se essas veias grandes forem incompetentes.

No entanto, a escleroterapia com espuma pode ser usada com sucesso no tratamento da "estase venosa" e "veias dilatadas" profundamente na pelve, pois essas possuem paredes finas. Ela também pode ser usada nas veias da vulva, vagina e períneo, que são muito tortuosas e só podem ser tratadas por uma abordagem de escleroterapia com espuma.

É por esse motivo que a maioria dos pacientes da Clínica Whiteley é tratada pelo Protocolo Whiteley, que determina uma combinação de escleroterapia com espuma para as pequenas veias na parte inferior da pelve e embolização com molas para as grandes veias incompetentes que estão causando o problema subjacente.

## Cola

Nos últimos dez anos, houve um aumento no uso de cola injetada nas veias para bloqueá-las permanentemente. O produto químico usual usado é o cianoacrilato. Curiosamente, este é o principal produto químico usado na "supercola". O cianoacrilato foi patenteado em 1942, mas só apareceu como adesivo em 1958. Na década de 1970, a supercola estava sendo vendida para famílias. Como muitas pessoas descobriram, ela parecia melhor para juntar os dedos do que objetos domésticos. De fato, as colas de cianoacrilato são muito mais eficazes se houver alguma umidade, como ocorre nos tecidos biológicos.

Quando injetadas através de cateteres nas veias, essas colas endurecem muito rapidamente (polimerizam). Se as paredes da veia puderem ser unidas, ela colará a veia. Caso contrário, desde que preencha o lúmen da veia, ele formará um tampão permanente para eliminar permanentemente a veia. Pesquisas recentes da Clínica Whiteley mostraram que a supercola destrói completamente a camada interna de células da parede da veia, o endotélio. Sabe-se então que, em longo prazo, a parede da veia desaparece lentamente, mudando para tecido fibroso. Isso fornece os efeitos de ablação em longo prazo da cola.

Embora muitos médicos gostem de usar cola, ela é menos controlável do que as molas, pois estas podem ser vistas no raio-X. Também é muito caro. Além disso, precisa se remover o sangue da veia para obter uma boa adesão. Por isso, a cola não se tornou tão difundida quanto a embolização com molas para o tratamento de veias pélvicas.

## Tampões (Plugs)

Várias empresas desenvolveram "tampões" de um tipo ou de outro que podem ser colocados na veia para bloqueá-lo. Eles variam de balões que podem ser dilatados, destacados e deixados na veia, a diferentes tipos de produtos expansíveis que literalmente a vedam.

No entanto, como discutimos anteriormente, nossa pesquisa mostrou que o refluxo venoso nas pernas e nas veias pélvicas começa na parte inferior e segue para cima. É um problema ascendente. Como tal, não há lugar lógico para colocar um tampão. Se você fecha a parte superior da veia, isso não trata a origem do refluxo na parte inferior.

Além disso, como as veias são formadas a partir de muitas tributárias, a conexão de todas elas exigiria muitos pequenos tampões. A experiência mostrou que, se um tampão for colocado na veia a qualquer momento, é provável que uma pequena veia ao lado da veia principal se dilate para contornar o bloqueio. Portanto, é necessário tratar um longo comprimento da veia. Isso pode ser feito com molas, espuma e cola. No entanto, para os tampões conseguirem isso, seria necessária uma série deles. Isso realmente eliminaria a vantagem do uso de tampões.

## Outros agentes esclerosantes e géis

Existem outros agentes esclerosantes e géis que podem ser colocados profundamente nas veias da pelve, com ou sem uma mola para mantê-los no lugar.

Embora muitos tenham sido sugeridos, poucos são amplamente utilizados no momento. No entanto, como o distúrbio das veias pélvicas está rapidamente se tornando uma área de crescimento em flebologia, à medida que mais médicos se envolvem e à medida que mais pacientes percebem que têm síndrome de congestão pélvica curável devido a distúrbios venosos pélvicos, as empresas começarão a produzir produtos novos e mais inovadores.

## Tratamentos para a síndrome congestiva pélvica secundária a compressão ou obstrução venosa

Como já afirmado várias vezes neste livro, a síndrome congestiva pélvica secundária a obstrução ou compressão parece ser muito menos comum que o distúrbio do refluxo pélvico.

Existem alguns médicos que diagnosticam compressão e obstrução com muito mais frequência do que nós, em nossa longa experiência. Pode haver várias razões para isso:

- *População de pacientes* - Diferentes médicos e práticas diferentes em diferentes países têm populações de pacientes muito diferentes. Isso pode variar com o tipo de pacientes que procura a clínica (se eles vêm predominantemente com problemas venosos nas pernas e na genitália, que se originam da pelve, como em nossa clínica) ou se são predominantemente pacientes com doenças crônicas, com dor pélvica de outra origem para investigações venosas, diferentes antecedentes genéticos e familiares, histórico médico diferente com diferentes quantidades de cirurgia anterior ou trombose venosa, peso corporal e nível de atividades diferentes.

- *Método de investigação* - Conforme descrito anteriormente, imagens transversais como ressonância magnética / RMV, tomografia computadorizada e, até certo ponto, venografia, têm menos probabilidade de diagnosticar com precisão o refluxo venoso do que a ultrassonografia duplex e têm maior probabilidade de procurar compressão das veias apenas pela aparência da veia, em vez de qualquer teste funcional.

- *Perícia da unidade ou médico* - Certos médicos se tornam famosos por certas técnicas e, portanto, atraem referências de outros médicos. Esses médicos referenciam por causa da experiência desse especialista e, portanto, encaminham pacientes com maior probabilidade de serem apropriados para esse atendimento especializado. Portanto, se um médico se tornar famoso pela cirurgia aberta para contornar a compressão e conseguir referências de todo o país em pacientes com essa condição, o especialista começará a acreditar que a compressão que eles veem todos os dias nesses pacientes referidos é realmente comum.

No que diz respeito a este livro, a maioria dos pacientes que o lê sofrerá de distúrbio do refluxo sem qualquer compressão ou obstrução. A maioria dos médicos que o leem, a menos que trabalhem em uma unidade especializada, também atenderá pacientes, a maioria dos quais sofrerá de um distúrbio do refluxo venoso sem compressão ou obstrução.

Os poucos pacientes encontrados com compressão serão tratáveis principalmente pela abertura de uma veia com um tubo de metal chamado stent. Apenas os pacientes com compressão ou obstrução grave, que não podem receber um stent, precisam ir a centros muito especializados em cirurgia aberta e ponte de safena. Felizmente, isso é excepcionalmente raro.

Recentemente, tem havido uma tendência preocupante de um ou dois entusiastas que acreditam que as síndromes de compressão são muito mais comuns do que são e que iniciaram grandes operações de cirurgia aberta em pacientes, com pelo menos uma morte conhecida pelas complicações desta cirurgia aberta. É essencial que esses médicos sigam tradições médicas apropriadas e publiquem seus resultados, incluindo suas complicações. Os médicos que estão promovendo uma cirurgia tão importante sem produzir evidências não agem no melhor interesse de seus pacientes, na ciência médica e, em longo prazo, até em seus mesmos.

Como as compressões e obstruções venosas são bastante incomuns em pacientes com síndrome congestiva pélvica e a maioria das encontradas pode ser tratada com stent, agora discutiremos brevemente o stent venoso. Está além do escopo deste livro explorar os tratamentos abertos muito menos comuns para compressão e obstrução.

## Stent de veias profundas

Um stent é um tubo de metal expansível que pode ser colocado dentro de um vaso sanguíneo ou outro tubo dentro do corpo para mantê-lo aberto. Muitas pessoas ouviram falar de "stents coronários", que são usados há muitos anos para manter as artérias coronárias abertas em pacientes com angina ou que sofreram um ataque cardíaco. Os stents são utilizados há muito tempo no sistema arterial.

No entanto, eles foram usados apenas mais recentemente no sistema venoso. Como tal, a maioria dos stents atuais foi projetada para ser usada nas artérias. Portanto, há muito trabalho de pesquisa em andamento no momento para aperfeiçoar os stents a serem usados nas veias.

Os stents vêm em duas variedades principais. Ambos os tipos são colocados em posição por um cateter longo, exatamente o mesmo que o cateter da mola para embolização das veias pélvicas descrito acima. A diferença é que, em vez de uma mola ser empurrada para fora da extremidade para bloquear a veia, um stent é implantado para manter a veia aberta. Em alguns casos, se a veia estiver completamente bloqueada, ou se for muito estreita, um balão será colocado primeiro para abrir ou dilatar a veia antes da colocação do stent.

Os dois tipos diferentes de stents são aqueles que precisam ser expandidos quando estão sendo colocados e aqueles que são autoexpansíveis. O primeiro tipo tende a ser colocado em um balão e quando o balão é dilatado, o stent também é esticado e posicionado na veia, empurrando para fora na parede da veia. O segundo, o stent auto-expansível, geralmente é feito de um metal de memória (nitinol) e é esmagado em um tubo muito pequeno e colocado no cateter. Quando é empurrado para fora da extremidade do cateter, ele se expande no lugar, empurrando a parede da veia.

Um exemplo de como um stent pode ser usado em uma oclusão ilíaca como a mostrada na Figura 27, é mostrado na Figura 36.

Quando uma veia é completamente bloqueada ou muito estreita, com sintomas e sinais obstrutivos óbvios (2AO), um stent é uma opção muito boa se o caso do paciente é adequado para a técnica e se aceita realizar o procedimento. No entanto, no mundo da cirurgia atualmente, existe uma preocupação em colocar stents em jovens que têm muitos anos pela frente, por compressões que podem ser leves ou insignificantes. Nesses casos, o stent pode interagir com a parede da veia ao longo de muitos anos, fazendo com que a parede da veia fique mais espessa e estreita ou mesmo bloqueada.

Agora que exploramos os tratamentos, temos conhecimento

suficiente para começar a juntar as coisas no capítulo final. Começaremos a pensar em como os pacientes devem ser investigados, e quais pacientes devem ser tratados e por quais técnicas.

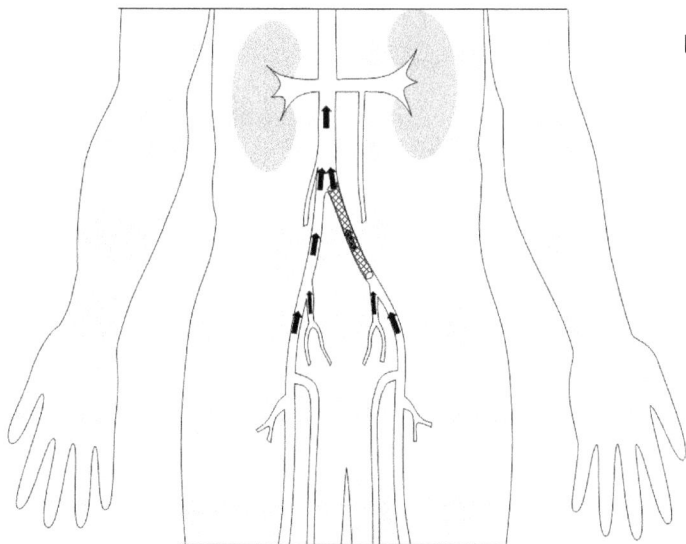

Fig 36

Figura 36: Diagrama mostrando como um stent pode ser usado para abrir uma veia ocluída, como a ilustrada na Figura 27 anterior.

# Capítulo 8

# Quais tratamentos, para quais pacientes e quais resultados?

A síndrome congestiva pélvica (SCP), particularmente quando oriunda de distúrbios venosos pélvicos (DVeP), ainda é uma área de estudo muito nova no mundo da medicina. Se você acompanhou todos os argumentos até este ponto do livro, você terá tanto conhecimento como a maioria das pessoas que trabalham com síndrome congestiva pélvica, e na verdade muito mais do que a maioria dos médicos que tenham sido ensinados formalmente sobre ela. Isso ocorre porque quase nada é ensinado sobre essa condição a estudantes, nem a médicos iniciantes.

Outra evidência de que isso é tão novo, é demonstrado pelo fato de que quando eu comecei este livro, eu digitei "síndrome congestiva pélvica" na Amazon, e não encontrei praticamente nada! Não foram encontrados livros com "síndrome congestiva pélvica" no título. Meu próprio livro "Avanços em Flebologia e Cirurgia Venosa Volume 1", que tem dois capítulos sobre a síndrome congestiva pélvica devido a distúrbios venosos pélvicos, foi um dos poucos que foram oferecidos. A maioria dos outros livros eram mais relacionados com dor pélvica musculoesquelética do que qualquer coisa a ver com a síndrome congestiva pélvica e doenças venosas pélvicas.

O bom de novas especialidades como essa é que somos capazes de diagnosticar pessoas que não receberam diagnósticos anteriormente e que podemos oferecer tratamentos àqueles que achavam, ou que foram informados de que eram incuráveis (ou, em alguns casos) que não havia nada de errado com eles!).

No entanto, o lado ruim de novas especialidades como essa é que, porque é nova e a pesquisa está avançando ativamente, ainda não sabemos tudo sobre a doença. Por isso, quando discutimos tratamentos com pacientes, geralmente precisamos explicar que estamos jogando com probabilidades, e nada é certo. É por isso que o consentimento informado é muito importante, e que os pacientes precisam ter 100% de certeza de que eles estão felizes com os médicos que os estão tratando e as técnicas que estão sendo oferecidas, tanto para investigação quanto para tratamento.

Portanto, vejamos diferentes apresentações da síndrome congestiva pélvica e quais investigações devem ser oferecidas, quais tratamentos devem ser oferecidos e quais resultados devem ser esperados.

## O principal problema - sintomas de congestão pélvica (1A e / ou 1B)

Os pacientes que apresentam os sintomas da síndrome congestiva pélvica como principal manifestação seja dentro da pelve (1A) e / ou fora da pelve (1B), dividem-se em três grupos principais (Figura 37 ). Há também um quarto grupo em que precisamos pensar. Nesse quarto grupo, os pacientes não apresentam sintomas 1A ou 1B, mas têm refluxo venoso pélvico comprovado. A razão pela qual devemos considerar esses pacientes ficará clara abaixo.

O primeiro grupo é de pacientes que apresentam sintomas que podem ser causados pela síndrome congestiva pélvica (1A e / ou 1B). Quando o duplex scan transvaginal é realizado usando o protocolo Holdstock-Harrison, nenhum refluxo pélvico significativo é encontrado, e não há varizes pélvicas identificadas. A compressão pode ser verificada usando o duplex transabdominal e o protocolo Holdstock-White, mas se não houver refluxo e veias dilatadas na pelve, é provável que não haja distúrbio venoso pélvico.

Portanto, embora esses pacientes apresentem sintomas da síndrome de congestão pélvica, eles não apresentam distúrbio venoso pélvico e outras causas para seus sintomas devem ser procuradas, dependendo do perfil dos sintomas.

Saltando para o último grupo (Figura 37), há pacientes que não se queixam de nenhum sintoma da síndrome congestiva pélvica (1A ou 1B), mas é encontrado refluxo venoso pélvico incidentalmente, quando estão sendo investigados por outras condições, mais comumente varizes da perna (2B) ou varizes da vulva e da vagina (2A). A importância de se pensar nesse grupo de pacientes é que ele prova que existem pacientes que têm refluxo venoso pélvico significativo, mas que não têm sintomas pélvicos (1A ou 1B). Uma vez que tenhamos entendido

Fig 37

| Sintomas 1A / 1B sem RVP | Sintomas 1A / 1B com PVR | | Sem sintomas com PVR |
|---|---|---|---|

| Sem DVeP | Sem DVeP | DVeP sintomática | DVeP assintomática |
|---|---|---|---|
| | | - apto a tratamento<br>- pode tentar tratamento conservador<br>- tratamento definitivo = embolização pélvica venosa | - tratamento só indicado se presentes sinais 2A / 2B |

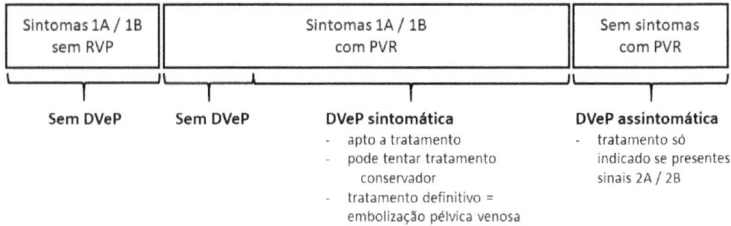

*Figura 37: Uma maneira simples de pensar sobre como os pacientes com Síndrome Congestiva Pélvica (SCP) e / ou Distúrbios Venosos Pélvicos (DVeP) podem se apresentar. Destaca que os sintomas e os distúrbios venosos nem sempre estão ligados. Isso é particularmente importante em pacientes com sintomas (1A, 1B) e que apresentam um DVeP apenas incidental e, portanto, o tratamento não cura os sintomas (consulte o texto).*

isso, passa a fazer sentido o conselho que damos aos pacientes do segundo grupo, o qual está agora prestes a ser discutido.

Portanto, voltando ao segundo grupo, este é o grupo de pacientes com sintomas sugestivos de síndrome congestiva pélvica (1A e / ou 1B), que comprovadamente apresentam refluxo significativo nas veias pélvicas na ultrassonografia duplex venosa transvaginal usando o protocolo Holdstock-Harrison. Parece, à primeira vista, que esses pacientes têm síndrome congestiva pélvica sintomática devido ao seu distúrbio venoso pélvico comprovado, que neste caso é refluxo venoso pélvico. Parece ser bastante óbvio que o tratamento desse refluxo deve curar o paciente.

Embora isto seja verdade para a maioria desses pacientes, existe um subgrupo dentro deste grupo em que não é o caso. Já vimos que no primeiro grupo alguns pacientes podem apresentar sintomas que sugerem síndrome congestiva pélvica, mas acabam não apresentando nenhuma anormalidade venosa pélvica. No último grupo, também podemos ver que alguns pacientes apresentam refluxo venoso pélvico significativo, mas não apresentam sintomas pélvicos.

Portanto, não é de surpreender que alguns pacientes que apresentam os sintomas da síndrome congestiva pélvica e que tenham comprovado refluxo venoso pélvico possam realmente ter seus sintomas pélvicos oriundos de outras situações, e o refluxo venoso pélvico seja realmente incidental e não relacionado aos sintomas.

É este subgrupo que nunca terá 100% taxa de cura enquanto continuarmos olhando os sintomas e depois o refluxo venoso, até podemos encontrar um teste que positivamente possa ligar qualquer refluxo venoso pélvico que é identificado com os sintomas exatos que estão sendo causados.

Portanto, quando esses pacientes são aconselhados a realizar a embolização das veias pélvicas, é essencial que eles entendam que, mesmo que a embolização seja tecnicamente perfeita, é possível que alguns ou todos os sintomas permaneçam. Esses sintomas são os que não eram devidos ao distúrbio venoso em primeiro lugar.

Como tal, qualquer paciente submetido à embolização de veia pélvica que apresente algum sintoma residual, precisa realizar um duplex scan venoso transvaginal pós-embolização, usando o protocolo Holdstock-Harrison, 4-8 semanas após a embolização da veia pélvica. Este teste dirá se os sintomas restantes são devido a uma falha técnica da embolização (tais como as molas implantadas na porção superior da veia, quantidade insuficiente de molas sendo colocadas ao longo da veia ou as veias incorretas embolizadas) ou se não são devidos a causas venosas.

Finalmente nesta seção, e como observado anteriormente neste livro, é surpreendente quantos pacientes sofrem embolização das veias pélvicas apenas por sinais (varizes nas pernas - 2 B - ou varizes externas ao redor da pelve - 2 A ) sem sintomas pélvicos , que então nos dizem que após a embolização seus sintomas pélvicos melhoraram bastante. Como observado anteriormente, quando os pacientes vivem com desconforto crônico por um período muito longo, às vezes ele é aceito como normal e o alívio só é percebido quando o desconforto é removido.

## Pacientes que apresentam varizes ao redor da genitália, períneo, nádegas, ânus, abdome inferior ou flancos (2A)

De todos os grupos de pacientes, esse é o mais diversificado.

Como discutimos anteriormente, os pacientes que apresentam varizes proeminentes na área púbica ou no abdome inferior, ou que sobem pelos flancos da pelve para o tórax, são classicamente portadores de veias profundas obstruídas na pelve e no abdômen. Esses sinais são quase universalmente devidos à obstrução das veias principais e, portanto, esses pacientes podem ser denominados 2AO - onde o "O" significa obstrução.

Esses pacientes devem ir diretamente aos médicos especialistas dedicados em implantar stents ou operar veias profundas. A maioria destes pacientes tem uma longa história de trombose venosa profunda anterior (TVP) ou tiveram outras intervenções importantes, como cirurgia abdominal ou pélvica, radioterapia, intervenções nas veias na virilha e assim por diante. Esse é um grupo especial de pacientes que geralmente sabe que algo está acontecendo em seu sistema venoso profundo e muito raramente está presente nos médicos como um possível paciente com síndrome de congestão pélvica.

Pacientes com hemorroidas tendem a ir diretamente a cirurgiões colo-proctologistas. Atualmente, existem vários tratamentos para hemorroidas que são minimamente invasivos e que geralmente reduzem as veias hemorroidárias e o tecido circundante com calor (sendo a radiofrequência ou o laser o mais comum), ou eliminam as veias com técnicas de escleroterapia ou escleroterapia com espuma. Pesquisas no futuro dirão se essas veias seriam mais bem tratadas através da verificação de refluxo venoso pélvico também. No entanto, no momento atual, se as hemorroidas são o único problema que o paciente tem, provavelmente esta é a maneira correta de tratá-las.

Os homens que apresentam varicoceles apresentam-se tradicionalmente aos urologistas porque estes lidam com os testículos e genitália externa do homem. O tratamento tradicional é a cirurgia aberta para amarrar (ligar) a veia testicular. Felizmente, um número crescente desses pacientes está agora sendo encaminhado para radiologistas intervencionistas que trabalham em centros venosos, para que as veias testiculares possam ser embolizadas usando os princípios discutidos no capítulo anterior.

As mulheres que apresentam varizes no períneo, nádegas ou genitália externa ( incluindo os lábios, a vulva e a vagina ) precisam ser submetidas à ultrassonografia duplex transvaginal através do protocolo Holdstock-Harrison. Qualquer refluxo encontrado exigirá a varredura transabdominal prolongada do duplex usando o Protocolo Holdstock-White, para procurar as síndromes incomuns de compressão ou obstrução. O tratamento irá então ser determinado de acordo com qual das quatro grandes veias tem refluxo, ou se as veias varicosas são localizadas e não são alimentadas por uma grande veia pélvica com refluxo.

Como observado anteriormente, a disfunção erétil em homens também pode se encaixar em breve nesse grupo. Ainda é muito cedo para isso e, portanto, nesta edição do livro, deixaremos a disfunção erétil em paz no momento.

## Pacientes que apresentam varizes nas pernas decorrentes do refluxo venoso pélvico (2B)

Esses são os pacientes com os quais temos mais experiência, já os tratando há 20 anos. É bem conhecido que aproximadamente 20% das mulheres com varizes na perna têm uma contribuição das varizes pélvicas, com 16. 7 % tendo como causa subjacente o refluxo em veia pélvica. Publicamos recentemente que isso também afeta 3% dos homens que apresentam varizes nas pernas.

Embora nenhum estudo randomizado tenha sido realizado até o momento, publicamos nossa própria pesquisa mostrando que uma das causas mais comuns de varizes recorrentes após a cirurgia de varizes é o refluxo não tratado de veias pélvicas na cirurgia inicial. Outros grupos de pesquisa que começaram a investigar isso usando metodologia adequada estão encontrando os mesmos resultados.

Portanto, para obter os melhores resultados para pacientes com varizes na perna que necessitam de tratamento, se deve sempre realizar um ultrassom venoso para avaliar se o refluxo venoso está entrando na perna pela pélvis. Aos pacientes em que esta situação é encontrada, deve ser oferecido um duplex scan transvaginal venoso usando o protocolo Holdstock-Harrison.

Se isso mostrar refluxo significativo nas veias pélvicas, as evidências atuais sugerem que a embolização das veias pélvicas reduz o risco de varizes recorrentes no futuro. Se o paciente apresentar varizes pélvicas externas incidentais clássicas por refluxo das veias pélvicas (2AR), com varizes da vulva, vagina ou lábios ou qualquer sintoma sugestivo de síndrome congestiva pélvica (1A e / ou 1B), isso pode ser eliminado, como um "efeito colateral" deste tratamento. Isso seria um bônus, mas não o principal motivo para indicar a embolização nestes casos.

Ao longo dos últimos anos, tivemos vários pacientes na Clínica Whiteley que apresentaram varizes ou veias varicosas recorrentes nas pernas, os quais foram diagnosticados com refluxo venoso pélvico como uma das principais causas de suas veias da perna varicosas, mas que se recusaram a embolizar a veia pélvica problemática. Isto é contrário ao Protocolo Whiteley, onde o Estágio I objetiva eliminar todo refluxo venoso anormal. No entanto, o consentimento do paciente é primordial e, portanto, esses pacientes são orientados de que, a nosso ver, têm um risco maior de varizes recorrentes das pernas no futuro. Uma vez cientes disso, procedemos ao tratamento conforma a vontade deles.

Nossa experiência é que a maioria começa a encontrar varizes recorrentes nas pernas que se originam da pelve após 1-3 anos.

Em apresentações em congressos e encontros internacionais, alguns médicos sugerem que pacientes com varizes nas pernas, associadas com refluxo venoso pélvico comprovado, poderiam ser melhor tratar as veias varicosas das pernas em primeiro lugar. Eles então sugerem que só irão tratar o refluxo da veia pélvica se o paciente subsequentemente sofrer varizes recorrentes.

Na verdade, esta ideia foi recentemente apresentada pelo Dr. Rosenblatt em um comentário em nosso trabalho de pesquisa sobre homens com varizes nas pernas com refluxo venoso pélvico associado, na revista "Phlebologie". Respondi-lhe em uma carta ao editor, e também respondi a tais comentários em encontros internacionais. Embora isso pareça ter sentido para os médicos, a maioria dos pacientes não concorda quando eles percebem o que isso significa para eles. Isso significa que os pacientes que sofrem de varizes na perna e têm essas veias tratadas em primeiro lugar, quando elas recidivarem, eles não só terão que passar por uma embolização pélvica, mas também terão que ter suas veias varicosas da perna tratadas uma segunda vez!

Obviamente, se o paciente aceitar isso como um resultado da estratégia inicial, isso não será um problema. Eles precisam concordar com esse processo, incluindo a aceitação do tempo, custo e riscos de procedimento para um segundo tratamento de varizes. Minha preferência é dar o melhor tratamento inicialmente, com o menor risco possível de recorrência no futuro. No entanto, até que estudos randomizados controlados tenham sido realizados (supondo-se que o sejam), os pacientes devem ser informados de ambos os caminhos possíveis e concordar com os prós e os contras de qual caminho sigam.

Tendo analisado isso com mais detalhes, é claro que a maioria dos médicos que trata varizes nem mesmo verifica o refluxo da veia pélvica em seus pacientes. Portanto, eles não oferecem embolização da veia pélvica a seus pacientes, pois nem o médico nem o paciente sabem da presença do refluxo da veia pélvica. Assim sendo, os pacientes não têm que se preocupar com um consentimento para embolização ou não, embora essa seja uma das principais razões de altas taxas de recorrência de veias varicosas após a cirurgia de varizes!

## Resultados em longo prazo e efeitos na fertilidade

Na Clínica Whiteley, realizamos embolização das veias pélvicas há 20 anos. Embora 20 anos seja muito tempo para os seres humanos, no que diz respeito à medicina, é um curto período para uma doença. Embora nossa pesquisa tenha respondido muitas perguntas, o fato de poucos médicos estarem atentos para este problema, não procurando tratá-lo, significa que não há informação suficiente chegando a eles, capaz de despertar a atenção para as nuances dessa condição.

Duas das perguntas comuns que são frequentemente feitas, são sobre os efeitos em longo prazo das molas, e os efeitos sobre a fertilidade após implante delas nas veias ovarianas.

Com relação aos resultados em longo prazo, publicamos uma série de pacientes que acompanhamos oito anos após embolização. Mostramos um excelente fechamento das veias tratadas, com algum novo refluxo se desenvolvendo nas veias que anteriormente eram normais. Isso está de acordo com o que esperávamos, pois há deterioração natural do organismo das pessoas que tendem a desenvolver varizes. Não houve evidência de qualquer efeito prejudicial em longo prazo devido às molas no corpo.

Com relação à fertilidade, muitas mulheres se preocupam que a embolização da veia ovariana possa afetar o funcionamento do ovário. Na verdade, após pensar um pouco sobre a fisiologia ovariana se percebe que não há motivo para essa preocupação. Os ovários recebem seu suprimento sanguíneo das artérias ovarianas, e elas não são afetadas pela embolização das veias pélvicas.

Na verdade, o que realmente ocorre é o oposto. O sangue venoso não é drenado dos ovários devido ao refluxo na veia ovariana incompetente, fazendo com que o permaneça estagnado em veias dilatadas em torno do ovário. Essa estase venosa só pode ser prejudicial à função ovariana.

Portanto, é provável que a embolização venosa pélvica em pacientes com refluxo venoso pélvico grave e varicocele ovariana melhore a função ovariana. Além disso, como a dor na relação sexual (dispareunia profunda) é um dos sintomas pélvicos internos da síndrome congestiva pélvica devido a distúrbios venosos pélvicos (1A), o tratamento das veias pélvicas e a resolução dessa dor provavelmente aumentam as chances de engravidar.

# Conclusões e últimos pensamentos

É muito frustrante para os pacientes que sofrem de dor pélvica crônica e outros sintomas e sinais da síndrome congestiva pélvica, que existam tão poucos médicos especializados em doenças venosas e interessados em saber mais sobre essa condição comum.

Como já escrevi neste livro, isso significa que, em todo o mundo, milhões de mulheres estão sendo ignoradas ou estão recebendo conselhos e tratamentos errados. Cada vez mais, descobrimos que isso provavelmente também é verdade para os homens.

Temos bons dados para mostrar que entre 13-40% das mulheres que frequentam clínicas de ginecologia com dor pélvica crônica têm síndrome de congestão pélvica (SCP) devido a distúrbio venoso pélvico (DVeP) . Isso significa que elas poderiam ser curadas se tivessem investigação e tratamento adequados. No entanto, as pacientes são frequentemente diagnosticadas como endometriose ou informadas de que não há nada de errado com elas.

Como a maioria dos médicos que trata varizes das pernas não procura nem trata o refluxo das veias pélvicas, 1 em cada 6 mulheres e 1 em cada 30 homens obtêm avaliação e tratamento inadequados das varizes, levando a uma chance muito maior de recidiva.

Melhoria na compreensão de doenças venosas pélvicas e novos exames e tratamentos, aumentam as possibilidades de eficácia do tratamento para hemorroidas, com uma baixa taxa de recorrência no futuro. Existe também a possibilidade do tratamento de algumas formas de disfunção erétil, num futuro próximo.

No geral, mesmo com o conhecimento que temos no momento, milhões de pessoas não estão recebendo o alívio dos sintomas e sinais da síndrome congestiva pélvica porque o conhecimento neste livro não está sendo amplamente disseminado na comunidade médica, e a maioria dos médicos é generalista e não frequenta congressos e conferências especializadas.

Uma publicação recente na Inglaterra, do professor Bruce Campbell, mostrou como isso é mal compreendido pelos cirurgiões vasculares. Ele e seus colegas mostraram que uma proporção de médicos que trata varizes das pernas não acredita que o refluxo venoso pélvico tenha efeito sobre essas varizes ou, mesmo que acreditem, não fazem nada para investigar ou tratar. Mesmo entre aqueles que tratam, a grande maioria trata menos de 10 casos por ano. Em nenhuma outra área da medicina isso é considerado um número aceitável para manter a experiência suficiente para fazer um bom trabalho.

Em conferências internacionais, as palestras ainda são ministradas por "especialistas" convidados, que ainda apresentam informações e declarações claramente incorretas. A mais comum é que a síndrome congestiva pélvica é uma condição encontrada em mulheres que tiveram filhos! Em todas as oportunidades, levanto-me e pergunto ao "especialista" como eles explicam que os homens têm varicoceles, pois ao que sei, nenhum homem tem filhos! Isso é mais efetivo do que apontar todas as centenas de mulheres que tratamos com sucesso e que nunca tiveram filhos.

O problema quando existe alguma lacuna no conhecimento médico oficial é que muitas pessoas com condutas diferentes, mas nenhum dado real de pesquisa tende a influenciar os processos de pensamento.

Com o advento da mídia social, esse é um grande problema, pois é muito fácil postar uma página na Internet e postar opiniões como se isso fosse verdade. Se os pacientes que sofrem dessa condição não estão recebendo bons conselhos médicos, eles vão aceitar este parecer como se fosse verdade, especialmente se as postagens são constantes e redigidas enfaticamente.

Tenho toda a simpatia pelos pacientes bem intencionados que participam dessas atividades porque eles próprios tiveram experiências muito ruins, fazendo com que os médicos os ouçam ou os tratem.

No entanto, entre essas pessoas bem intencionadas, existem muitas outras com agendas diferentes das quais o público precisa ter muito cuidado.

Alguns são óbvios, como aqueles que oferecem "curas milagrosas" que podem ser compradas pela Internet, como remédios de ervas, comprimidos ou chás. Felizmente, depois de ler este livro, você estará ciente de que nada disso alterará o refluxo venoso nem a mais rara compressão venosa de algum modo.

Outros são mais preocupantes. Estou particularmente interessado no momento por relatos de cirurgia aberta para vários "compressões" das veias abdominais e pélvicas, prometendo curas milagrosas. Existe até uma palestra de um médico na Internet em um encontro internacional.

No entanto, nenhum dado pode ser encontrado em periódicos respeitados revisados por pares para essa abordagem e, no momento da publicação deste livro, não existem resultados revisados por pares nem complicações citadas. Estou ciente de que, no leste, um paciente morreu tendo passado por esse tipo de cirurgia aberta e, no entanto, esse caso não aparece em nenhuma apresentação que eu tenha visto até agora.

Portanto, qualquer pessoa que tenha sintomas ou sinais da síndrome congestiva pélvica precisa obter o máximo de informações possível sobre sua condição e depois avaliar todas as fontes para analisar a credibilidade. Qualquer fonte científica adequada deve poder sustentar seus argumentos com seus próprios trabalhos de pesquisa, publicados em revistas especializadas.

No que diz respeito aos médicos, é claro que a posição atual em que a maioria dos médicos não entende ou conhece a congestão pélvica deve ser alterada, e isso deve ser ensinado como parte dos programas de treinamento. Todos nós, que estamos envolvidos na avaliação e tratamento de pacientes, devemos ser orientados em cursos de treinamento reconhecidos, como os que estabelecemos na Clínica Whiteley e na Faculdade de Flebologia.

Médicos que investigam e tratam pacientes com síndrome congestiva pélvica por doenças venosas pélvicas devem trabalhar em grupos onde os resultados são mantidos, analisados e publicados. Quaisquer complicações ou resultados adversos devem ser discutidos, e as lições aprendidas. Como em todas as condições médicas, os médicos que realizam menos de 10 casos por ano devem ingressar em unidades onde podem aumentar sua experiência ou encaminhar os pacientes para unidades que tratem volumes mais altos e que têm experiência.

Criamos o Registro Venoso Internacional através da Faculdade de Flebologia. Isso permite que qualquer médico que trate pacientes com distúrbios venosos pélvicos apresentar seus próprios resultados, de modo que a sua prática e os resultados podem ser comparados com os de outros médicos no mundo que tratam o mesmo tipo de pacientes. Esse registro inclui todas as informações sobre o tratamento, a avaliação dos resultados do médico e, mais importante, o relato do resultado dos pacientes.

O registro envia e-mails aos pacientes regularmente para verificar se eles tiveram um bom resultado, mas, diferentemente de muitas pesquisas do tipo satisfação, ele continua fazendo isso ao longo dos anos para verificar quais são as taxas de recorrência de diferentes médicos e técnicas diferentes. Um bom conselho aos pacientes seria procurar o logotipo do "College of Phlebology Venous Registry" em qualquer página de médicos, ou entrar na página do College of Phlebology (www.collegeofphlebology.com), onde todos os médicos que estão ativamente envolvidos no registro são listados.

A pesquisa contínua sobre a síndrome congestiva pélvica e distúrbios venosos pélvicos, juntamente com os dados do registro, resultará em pacientes recebendo melhores diagnósticos e resultados em longo prazo.

Espero que este livro tenha sido útil para você, seja você um paciente ou um profissional de saúde, e o estimule a ficar mais interessado nessa área fascinante.

Se você é um paciente, ele ajudará a identificar o melhor caminho a seguir para suas investigações e tratamentos e ajudará a saber se você está recebendo o melhor atendimento. Isso o ajudará a fazer perguntas pertinentes, se você acredita que não é.

Se você é médico, deve ajudá-lo a entender quais investigações e tratamentos atualmente são ideais e lhe dar um quadro lógico, como porquê tratar a síndrome de congestão pélvica a forma como fazemos no momento atual.

Fico muito feliz em ser contatado e fornecer uma lista de referências a todas as partes interessadas.

Mark Whiteley, setembro de 2019

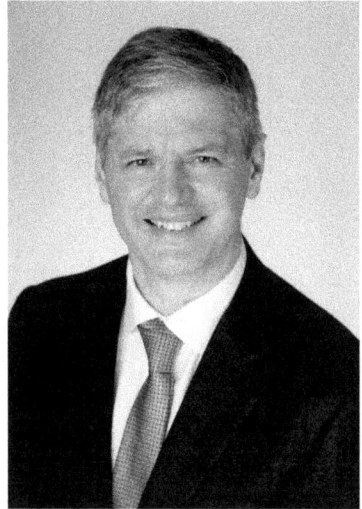

## Sobre o autor

O Prof. Mark S Whiteley é um especialista reconhecido internacionalmente em doenças venosas, incluindo a síndrome de congestão pélvica relacionada a distúrbios venosos pélvicos. Ele é um dos autores do recente Documento de Consenso Internacional sobre Síndrome de Congestão Pélvica da UIP.

Mark realizou a primeira cirurgia endovenosa para varizes no Reino Unido em março de 1999 e começou a pesquisar distúrbios venosos pélvicos em 2000. Ele fundou a Clínica Whiteley como um centro de excelência em distúrbios venosos em 2002 e o The College of Phlebology para compartilhar seu conhecimento com pacientes e outros profissionais de saúde em 2011.

Em 2019, ele estabeleceu o Registro Internacional da Faculdade de Flebologia para que os médicos que ingressem possam comparar seus resultados com outros médicos fazendo os mesmos procedimentos, e os pacientes possam ver quem está obtendo resultados aceitáveis com seus tratamentos.

Mark continua trabalhando para trazer novas idéias e tecnologias aos pacientes venosos, melhorar os resultados e obter os melhores resultados possíveis.

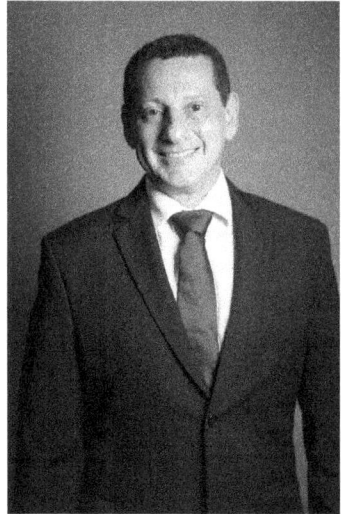

## Traduzido por

Dr. Marcelo F. Lima
Cirurgião vascular
Especialista em Cirurgia Vascular, pela Sociedade Brasileira de Angiologia e Cirurgia Vascular e Associação Médica Brasileira
Membro da Sociedade Brasileira de Angiologia e Cirurgia Vascular
Membro internacional da European Society of Vascular Surgery
Membro internacional da Society of Vascular Surgery

www.ingramcontent.com/pod-product-compliance
Lightning Source LLC
Chambersburg PA
CBHW062014200326
41519CB00017B/4798